D1721044

Verlag Hans Huber
Programmbereich Pflege

Bücher aus verwandten Sachgebieten

Pflege-Grundausbildung

Arets/Obex/Vaessen/Wagner
Professionelle Pflege 1
Theoretische und praktische Grundlagen
1999. ISBN 3-456-83292-3

Arets/Obex/Ortmans/Wagner
Professionelle Pflege 2
Fähigkeiten und Fertigkeiten
1999. ISBN 3-456-83075-0

Georg/Frowein (Hrsg.)
PflegeLexikon
2001. ISBN 3-456-83287-7

Hafner/Meier
Geriatrische Krankheitslehre Teil I
Psychiatrische und neurologische Syndrome
3. Auflage
1998. ISBN 3-456-83000-9

Hafner/Meier
Geriatrische Krankheitslehre Teil II
Somatisch verursachte Syndrome
2. Auflage
2000. ISBN 3-456-83167-6

Hülshoff
Das Gehirn
Funktionen und Funktionseinbußen
2. Auflage
2000. ISBN 3-456-83433-0

Müller-Lobeck
Arzneimittellehre für die Altenpflege
2002. ISBN 3-456-83321-0

Pflegepraxis

Aguilera
Krisenintervention
2000. ISBN 3-456-83255-9

Garms-Homolovà/Gilgen (Hrsg.)
Resident Assessment Instrument (RAI)
1999. ISBN 3-456-83260-5

Kasper/Kraut
Atmung und Atemtherapie
2000. ISBN 3-456-83426-8

Morgan/Closs
Schlaf – Schlafstörungen – Schlafförderung
2000. ISBN 3-456-83405-5

Phillips
Dekubitus und Dekubitusprophylaxe
2000. ISBN 3-456-83324-5

Tideiksaar
Stürze und Sturzprävention
2000. ISBN 3-456-83269-9

van der Weide
Inkontinenz
Pflegediagnosen und Pflegeinterventionen
2001. ISBN 3-456-83351-2

van Keeken/Kaemingk
Neurorehabilitation von Schlaganfallpatienten
Das NDT-Konzept
2001. ISBN 3-456-83350-4

Walsh/Ford
Pflegerituale
2., bearbeitete u. erweiterte Auflage
2000. ISBN 3-456-83332-6

Gerontologische Pflege/Langzeitpflege

Abraham/Bottrell/Fulmer/Mezey (Hrsg.)
Pflegestandards für die Versorgung alter Menschen
2001. ISBN 3-456-83424-1

Buchholz/Schürenberg
Lebensbegleitung alter Menschen
Basale Stimulation® in der Pflege alter Menschen
2003. ISBN 3-456-83296-6

Borker
Nahrungsverweigerung in der Pflege
Eine deskriptiv-analytische Studie
2002. ISBN 3-456-83624-4

Kitwood
Demenz
Der person-zentrierte Ansatz im Umgang
mit verwirrten Menschen
3., erw. Auflage 2004. ISBN 3-456-84038-1

Koch-Straube
Fremde Welt Pflegeheim
2002. ISBN 3-456-83888-3

Mace/Rabins
Der 36-Stunden-Tag
5. vollst. überarb., erw. u. akt. Auflage
2001. ISBN 3-456-83486-1

Meyer
Gewalt gegen alte Menschen in Pflegeeinrichtungen
1998. ISBN 3-456-83023-8

Fitzgerald Miller
Coping fördern – Machtlosigkeit überwinden
Hilfen zur Bewältigung chronischen Krankseins
2003. ISBN 3-456-83522-1

Morof Lubkin
Chronisch Kranksein
Implikationen und Interventionen für Pflege- und
Gesundheitsberufe
2002. ISBN 3-456-83349-0

Neumann/Zank/Baltes/Tzschätzsch
Selbständigkeit im Alter
2. korr. Auflage
1997. ISBN 3-456-82408-4

Sachweh
«Noch ein Löffelchen?»
Effektive Kommunikation in der Altenpflege
2002. ISBN 3-456-83588-4

Weitere Informationen über unsere Neuerscheinungen finden Sie im Internet unter: **http://verlag.hanshuber.com**
oder per E-Mail an: **verlag@hanshuber.com**.

Anthea Innes

Die Dementia Care Mapping (DCM) Methode

Erfahrungen mit dem Instrument zu Kitwoods person-zentriertem Ansatz

Aus dem Englischen von Michael Herrmann
Deutschsprachige Ausgabe herausgegeben von Christian Müller-Hergl

Verlag Hans Huber
Bern · Göttingen · Toronto · Seattle

Anthea Innes. M.Sc., Ph.D., University of Stirling, Forschungsmitarbeiterin des Zentrums für Sozialforschung über Demenz an der Universität Stirling. Ehemaliges Mitglied der Bradford-Demenzgruppe an der Universität Bradford in England, die das Dementia-Care-Mapping-Verfahren entwickelt hat

Christian Müller-Hergl (dt. Hrsg.). Dipl. Theol., BPhil, staatlich anerkannter Altenpfleger, Supervisor, DCM-Trainer. Bildungsreferent am Meinwerk-Institut mit Schwerpunkt Geronto-psychiatrische Pflege und Betreuung, Dortmund/Paderborn
E-Mail: HerglBoecklin27@aol.com
Internet: www.dcm-deutschland.de

Lektorat: Jürgen Georg, Gaby Burgermeister
Herstellung: Anja Müller
Titelillustration: pinx., Design-Büro, Wiesbaden
Druckvorstufe: Sbicca & Raach, Lugano
Druck und buchbinderische Verarbeitung:
Druckhaus Beltz, Hemsbach
Printed in Germany

Bibliographische Information der Deutschen Bibliothek
Die Deutsche Bibliothek verzeichnet diese Publikation in der Deutschen Nationalbibliografie; detaillierte bibliografische Angaben sind im Internet unter http:www.dnb.de abrufbar.

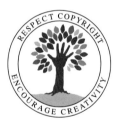

Anregungen und Zuschriften bitte an:
Verlag Hans Huber
Lektorat: Pflege
z. Hd.: Jürgen Georg
Länggass-Strasse 76
CH-3000 Bern 9
Tel: 0041 (0)31 300 45 00
Fax: 0041 (0)31 300 45 93
E-Mail: juergen.georg@hanshuber.com
Internet: http://verlag.hanshuber.com

Das vorliegende Buch ist eine Übersetzung aus dem Englischen. Der Originaltitel lautet «Dementia Care Mapping – Applications Across Cultures» von Anthea Innes.
© 2003. Health Professions Press, Inc. Baltimore, Maryland, USA

1. Auflage 2004
© der deutschsprachigen Ausgabe 2004 by Verlag Hans Huber, Bern
ISBN 3-456-84040-3

Inhaltsverzeichnis

Vorwort der deutschen Ausgabe

Dementia Care Mapping (DCM) bzw. das Abbilden von Demenzpflege ist ein an der Universität Bradford (England) von Tom Kitwood und Kathleen Bredin entwickeltes Verfahren zur Evaluation und Entwicklung der Pflege und Betreuung von Menschen mit Demenz. Aufbauend auf einem person-zentrierten Verständnis von Demenz nehmen geschulte DCM-BeobachterInnen am Leben von Menschen mit Demenz teil und versuchen, einen Tag lang «in ihren Schuhen zu gehen» und ihr Handeln und Befinden in der Einrichtung zu beschreiben. Diese Beschreibungen geschehen in stark vorstrukturierter Form (Kodierungen). Sie werden zu Daten und Profilen aufgearbeitet und in zentralen, qualitativen Aussagen verdichtet. Anschließend gibt der DCM-Beobachter bzw. die DCM-Beobachterin («Mapper») dem Team eine Rückmeldung über seine/ihre Beobachtungen und entwickelt mit dem Team einen Handlungsplan, der beim nächsten Abbilden der Demenzpflege überprüft werden kann. Im Jahre 1992 begann die Bradford Dementia Group, die ersten DCM-Kurse abzuhalten. Seitdem wurde DCM fortlaufend weiterentwickelt, und zurzeit wird die 8., überarbeitete Fassung des Instrumentes erarbeitet. DCM wurde 1997 in Deutschland eingeführt. Seit dieser Zeit wurden an die 1000 Personen in dem Verfahren ausgebildet.

In Deutschland und Großbritannien wurden erheblich mehr Personen in dem Verfahren ausgebildet als es Institutionen gibt, die das Verfahren anwenden. DCM ist mehr als theoretisches Konstrukt denn als Baustein gelebter Qualitätssicherung bekannt geworden (Vergleichbares wäre allerdings auch zur Validation, Kinästhetik und Basalen Stimulation auszuführen). Die notwendigen Voraussetzungen für die Implementierung sind oft nicht gegeben – weder seitens der Leitung und der Mitarbeiterschaft noch seitens der Arbeits- und Kommunikationsstrukturen. Die Auseinandersetzung mit einem Fremdbild zur eigenen Pflegepraxis ist häufig nicht erwünscht, wird als bedrohlich empfunden und hat systemisch auch geringe Priorität: Auflagen der Aufsichtsbehörden sind Pflicht, DCM dagegen wird oft als verzichtbarer Luxus bewertet. DCM passt schlecht zur gelebten Realität gesetzlicher und finanzieller Rahmenbedingungen in Deutschland, greift dagegen aber die oft verschütteten, gekränkten Pflegeideale auf und wird daher zunehmend als unverzichtbarer Bestandteil für die Sicherung der Ergebnisqualität stationärer Angebote in der Altenhilfe verstanden. Rolle und Geschichte des DCM spiegeln in oft frappanter Weise die krassen Widersprüche von hohen pflegerischen Selbstidealen (auch der MitarbeiterInnen und Verantwortlichen der Aufsichtsbehörden) und dem engen Pflegebegriff der gesetzlichen Grundlagen wider. Die Frage, warum DCM trotz dieser schwierigen Umstände zur vorläufigen Erfolgsgeschichte in Deutschland werden konnte, verdient einige Überlegungen.

Im Unterschied zur gängigen Qualitätssicherung von Struktur und Prozess verspricht DCM auf den ersten Blick harte Ergebniszahlen, die Benchmarking-Interessen von Trägern und Aufsichtsbehörden entsprechen. Bei näherer Beschäftigung mit dem Verfahren verliert sich dieser Eindruck zu Gunsten der Einschätzung, mit DCM werde gezielte Organisations- und Personalentwicklung in kleinen, maßgeschneiderten Schritten für die durchführende Einrichtung möglich. Dies kann unter günstigen Bedingungen auch gelingen. Dennoch verbirgt sich hinter dieser Schicht noch eine weitere Ebene: DCM-BeobachterInnen nehmen die Erfahrung des Beobachtens und Rückmeldens mit in die eigene pflegerische Praxis, verändern ihr eigenes Handeln, nehmen KollegInnen kritischer in den Blick und werden zu VeränderungsagentInnen im eigenen Wohn- und Pflegebereich. Am meisten profitieren von DCM demnach die BeobachterInnen selbst. Damit entfaltet DCM eine der Supervision vergleichbare Wirksamkeit. Unter der quantitativen Fassade verbirgt sich demnach die qualitative Wirksamkeitsebene und verändert bzw. bestärkt subtil die Wahrnehmungs- und Denkgewohnheiten der Pflegenden, aber auch der Verantwortlichen bis hinein in hohe Leitungsfunktionen. Im Gewande funktionaler Qualitätssicherung bietet DCM reichlich Gelegenheit, an den eigentlichen, inneren Beziehungsthemen (also der Lebenswelt) zu arbeiten. Damit werden auf kluge Weise unterschiedliche Interessen bedient und inmitten einer der regressionsfreundlichen Lebenswelt für Menschen mit Demenz feindlichen Qualitätssicherung Überlebensinseln geschaffen.

Mit dieser Funktion von DCM als «trojanischem Pferd» in der Qualitätssicherung verbinden sich u. a. verschiedene Hoffnungen:

- Ausgangspunkt aller Qualitätsüberlegungen müssen die Bedürfnisse und Sichtweisen der von Demenz betroffenen Menschen und weniger die Erfüllung abstrakter Vorgaben von Aufsichtsbehörden im Dienste engmaschiger gesetzlicher Regelungen sein.

- An die Stelle der Prüfung von Struktur- und Prozessqualität (und damit einem bürokratischen, hoheitlichen Prüfbegriff) tritt der Vorrang der Ergebnisqualität mit der Folge, Trägern weit gehende Freiheiten in Strukturen und Prozessen zu ermöglichen.

- Kern professioneller Kompetenz im Handlungsfeld Demenz ist die Beziehungsfähigkeit. Pflege und Betreuung von Menschen mit Demenz erfordern weniger eine technisch-funktionale, sondern eine therapeutisch ausgerichtete Ausbildung.

Die Hoffnung auf die Ermöglichung person-zentrierter Pflege durch Veränderungen in den politischen Vorgaben ist durchaus angreifbar: In dem Umfang, in dem lebens- und demenzfremde Regelungen (aus Sicherheitsinteressen und Haftungsgründen) in die Eigensicht der Pflegenden integriert werden und damit auch der Kontakt zu KlientInnen «systemisch konform» wird, besteht die Gefahr, person-zentrierte Pflege als romantischen Traum zu verabschieden und sich mit der harten Realität minimaler Versorgung in «qualitätsgesicherten Altengefängnissen» vermehrt abzufinden. Auf längere Sicht müssen die infolge der Anwendung von DCM entstehenden, institutionellen Veränderungen bei Heimaufsichten, in Qualitätsprüfungen, beim Brandschutz und bei Gesundheitsaufsehern auf Verständnis und Entgegenkommen stoßen und in den Kostenverhandlungen Berücksichtigung finden. Die DCM-Modellprojekte des BMG sowie diverse regionale Bemühungen seitens des MDK, DCM in der Fläche zu implementieren, könnten dazu führen, dass DCM in Leistungs- und Qualitätsverein-barungen für Einrichtungen aufgenommen wird, die sich im Handlungsfeld Demenz profilieren wollen. Dies würde einen Meilenstein in der Verankerung person-zentrier-ter Pflege und Betreuung in Deutschland bedeuten und wäre vergleichbar mit Ent-wicklungen in Großbritannien (Standard 2 of the National Service Framework, Department of Health, «Essence of Care»).

Anmerkung des Verlages:

Für die deutsche Ausgabe wurden die folgenden Kapitel der englischen Originalausgabe nicht berücksichtigt:

Virginia Moore: The Australian Perspective on Dementia Care Mapping and the Long-Term Care Field (chapter 7).

Cordelia Man-yuk Kwok: Government Policy and Medical Traditions in Hong Kong (chapter 8).

Vorwort der englischen Ausgabe

Seit den späten 1970er-Jahren wird zunehmend anerkannt, dass Menschen mit Demenz einen Krankheitsprozess (oft die Alzheimer-Krankheit) durchlaufen und nicht auf «normale Weise» altern. Mit dieser Anerkennung begann die Ausweitung des Gebiets der Pflege und Betreuung von Menschen mit Demenz. Die praktische Tätigkeit Pflegender und die Forschung auf dem Gebiet der Gesundheitsversorgung haben zu reichhaltigem Wissen und zu Ansätzen geführt, die das Personsein von Individuen mit Demenz stützen können. Und dennoch werden Forschungspraktiken und Verfahren einer optimalen Versorgung erst jetzt allmählich auch in den Settings der realen Welt sichtbar, wo Menschen mit Demenz leben und Pflege erhalten.

Dann trat das Abbilden von Demenzpflege (*Dementia Care Mapping*, DCM) auf. Die Arbeit von Kitwood und Bredin begann in den späten 1980er-Jahren und führte zu einer Verlagerung der Diskussion über die Ziele spezialisierter Demenzpflege. DCM ist eines der ersten Verfahren, das sich auf die Ergebnisse von Demenzpflege konzentriert. Es bewirkt für Demenzpflege das, was Ergebnismessung für viele Dienstleistungen der Gesundheits- und Sozialversorgung getan hat. DCM stellt ein paar fundamentale Fragen: Was sind gute Ergebnisse von Demenzpflege? Wie sieht es aus, wenn die Bedürfnisse einer Person mit Demenz erfüllt werden? Ist es messbar? Kann ebendiese Messung dazu dienen, um gegenwärtige Pflege zu evaluieren, und lassen sich Pflegepläne individualisieren, um das Wohlbefinden einer Person zu unterstützen?

DCM hat große Anziehungskraft für Menschen, die sich viele Gedanken um Menschen mit Demenz machen. Bei denen unter uns, die verzweifelt wünschen, dass die Demenzpflege den Menschen mit Demenz gerecht werden möge, hat die Methode Gefühlsäußerungen wie «endlich!» hervorgerufen. Im vorliegenden Buch wird die frühe DCM-Arbeit untersucht, welche über Pflege-Settings und mehrere Kulturen hinweg durchgeführt wurde. Jetzt ist die Zeit für diese Erörterung gekommen, und in diesem Buch werden die frühen Erfolge des DCM ebenso untersucht, wie seine Beschränkungen.

Letztlich werden in diesem Werk DCM und dessen aktuelle Position auf dem Gebiet der Demenzpflege und der Ergebnismessung betrachtet. Es wirft ebenso viele Fragen wie Antworten zur Effektivität und Nutzbarkeit von DCM als person-zentriertem Evaluator von Demenzpflege auf. Dennoch ist es gut, diese Diskussion zu führen, da die Stellung von DCM auf dem Gebiet der Demenzpflege untersucht und diskutiert wird.

Anna Ortigara, R. N., M. S. • Vice President of Program Development
Life Services Network • Hinsdale, Illinois

Einleitung
Anthea Innes

Seit den 1990er-Jahren hat sich das Abbilden von Demenzpflege (*Dementia Care Mapping*, DCM) aus kleinen Anfängen zu einer international anerkannten Methode der Evaluation von Demenzpflege entwickelt. Was macht dieses Verfahren so attraktiv? Die Zunahme der Popularität von DCM mag teilweise auf den allgemeinen Anstieg des Interesses an Demenz und an der Pflege und Betreuung Betroffener sowie auf ein innerhalb der Gesundheitsversorgung bestehendes Verlangen nach Ergebnismessgrößen zurückzuführen sein. Das Abbilden von Demenzpflege wurde ferner durch Berichte der Regierung (Regierung von Großbritannien, Anm. d. Hrsg.) gestärkt (z. B. Audit Commission, 2000), in denen es als Instrument zur Evaluation von Demenzpflege empfohlen wurde. In Großbritannien, wo es entwickelt wurde, und in anderen Ländern haben viele an einer DCM-Ausbildung teilgenommen (Innes et al., 2000), darunter SozialarbeiterInnen, Pflegende, PflegehelferInnen, PsychologInnen, ÄrztInnen und Forschende. Dies spricht für eine weithin wirksame Anziehungskraft der Methode.

DCM im Überblick

DCM entstand Ende der 1980er-Jahre in Erfüllung der Bitte eines Dienstleisters um Evaluation seiner Leistungen in der Demenzpflege(Kitwood/Bredin, 1992). Seit ihren Anfängen hat die Methode viele Entwicklungen durchlaufen, und das gegenwärtig in 7. Auflage vorliegende Ausbildungshandbuch (Bradford Dementia Group, 1997) spiegelt die Anregungen vieler AnwenderInnen (BeobachterInnen bzw. DCM-BeobachterInnen, engl. *mapper*) wider. Als Instrument dient DCM dazu, das Ausmaß zu messen, in dem der person-zentrierte Pflegeansatz (Kitwood, 1997) für Menschen mit Demenz, die in formellen Pflege-Settings leben, auch wirklich umgesetzt wurde. Darüber hinaus bietet DCM ein Assessment des Pflegeprozesses und der Pflegeergebnisse bei Menschen mit Demenz.

Durch DCM werden nicht nur Bereiche der Pflegepraxis hervorgehoben, die der Verbesserung bedürfen, sondern auch Stärken des Personals, auf die sich aufbauen lässt und die entwickelt werden können. Die DCM-BeobachterInnen gewinnen detaillierte Informationen über das Pflege-Setting als Ganzes sowie über jede darin lebende Person mit Demenz. Zwar ist der eingehende Beobachtungsprozess zeitaufwändig und kann infolge seiner Konzeption nur in öffentlichen Bereichen ablaufen, er sagt uns jedoch viel darüber, wie die *Person mit Demenz* Pflege in formellen Pflege-Settings *erlebt,* da das Pflege-Setting so gründlich wie möglich aus der Sicht des einzelnen Pflegeempfängers bzw. der einzelnen Pflegeempfängerin evaluiert wird. Dieser Schwerpunkt auf dem Erleben der Person mit Demenz war und ist vielleicht der innovativste Aspekt von DCM. Angesichts der Bedenken hinsichtlich der Zuverlässigkeit von Selbstbekundungen von Menschen mit Demenz sowie angesichts des Fehlens voll entwickelter und evaluierter methodischer Alternativen ist ein Beobachten von diesem Standpunkt aus wichtig (Rabins/Kasper, 1997).

Durchführung einer DCM-Evaluation

Eine vollständige DCM-Evaluation geschieht an 6 aufeinander folgenden Stunden an 2 Tagen – z. B. 14.00 bis 20.00 Uhr am 1. Tag und 8.00 bis 14.00 Uhr am 2. Tag – um sicherzustellen, dass der ganze Pflegetag beobachtet wird. Die 6-stündige Beobachtungszeit wird in 5-Minuten-Intervalle unterteilt, die als Zeitabschnitte (engl. *time frames*) bezeichnet werden. Zur Datenerfassung wird eine kontinuierliche Aufzeichnung während der Beobachtungszeit verwendet (engl. *time sampling*). Wenn mehr als zwei BeobachterInnen das Pflege-Setting evaluieren, wird vor der Evaluation ein 1-stündiger Reliabilitätstest durchgeführt, um die Reliabilität und Validität der Beobachtungen zu erhöhen. Eine DCM-Beobachterin bzw. ein DCM Beobachter kann 5 bis 10 TeilnehmerInnen beobachten. Die Entscheidung über die Aufnahme einer Person in die Evaluation hängt davon ab, ob ihre Demenz diagnostisch gesichert ist, ob sie an den Tagen der Evaluation in den öffentlichen Bereichen anwesend ist, und ob sie zugestimmt hat.

Zur Aufzeichnung von Informationen werden vier Kodierungsrahmen verwandt:

1. Die Kodierung von Verhaltenskategorien (engl. *Behaviour Category Coding,* BCC) dient der Aufzeichnung des Verhaltens, das jede Person mit Demenz gerade zeigt. Für jeden 5-minütigen Zeitabschnitt wählt die DCM-Beobachterin bzw. der DCM-Beobachter die zutreffendste Verhaltenskategorie aus einer Liste von 24 verschiedenen Verhaltensformen, die von der Teilnahme an einem Spiel bis zum Schlafen reicht (**Tab. 1**).

2. Der zweite Kodierungsrahmen erfasst das Wohlbefinden oder Unwohlsein (engl. *well- or ill-being,* WIB) einer Person während jedes 5-minütigen Zeitabschnitts. WIB-Werte reichen von −5 bis +5 und zeigen das Ausmaß, in welchem sich eine Person während jedes 5-minütigen Beobachtungszeitraums in einem Zustand des Wohlbefindens oder Unwohlseins befindet (**Tab. 2** auf S. 18). Der DCM-Beobachter bzw. die DCM-Beobachterin folgt Richtlinien im DCM-Handbuch (Bradford Dementia Group, 1997) zur Aufzeichnung eines WIB-Werts. Dieser Wert zeigt, wie die beobachtende Person die Interaktion oder die Lebensqualität beurteilt, wie sie von der Person mit Demenz wahrgenommen wird. Diese Ziffern werden zusammengestellt, um:

- die individuelle und die gruppenbezogene WIB-Punktzahl
- ein Gesamtprofil der Zeit, welche die Gruppe und die beobachteten Personen auf jeder Ebene des Wohlbefindens oder Unwohlseins (+5 bis –5) verbracht haben,

zu liefern.

3. Ein dritter Kodierungsrahmen dient der Aufzeichnung von Momenten, in denen die BewohnerInnen in irgendeiner Form (in der Regel unbeabsichtigte, Anm. d. Hrsg.) Erniedrigungen erfahren. Sie werden aus Kitwoods (1997) 17 Beispielen maligner Sozialpsychologie ausgewählt und in der DCM-Terminologie als «personale Detraktionen» (PDs) bezeichnet. Beispiel für personale Detraktionen sind:

- Zum-Objekt-Machen, d. h. die Person behandeln, als sei sie ein Gegenstand
- Infantilisieren, d. h. die Person behandeln, als sei sie ein Kind
- Ignorieren, d. h. über die Person sprechen oder ihre Fähigkeit zur Kommunikation missachten.

Auch der Schweregrad von Augenblicken personaler Detraktion wird aufgezeichnet und reicht von «leicht» bzw. «mäßig» über «schwer» bis zu «sehr schwer».

4. Ein vierter, weniger strukturierter Kodierungsrahmen dient der Aufzeichnung positiver Ereignisse. Augenblicke, in denen das Wohlbefinden einer Person mit Demenz erhöht wird, werden zur Formulierung eines positiven Ereignisberichts (engl. *Positive Event Record*, PER) verwandt. Zu den Beispielen gehören MitarbeiterInnen, die Sensibilität und Geschick zeigen oder die Gefühle einer Person wert-

Tabelle 1: Die Kodes der Verhaltenskategorien (Quelle: Bradford Dementia Group, *Evaluating Dementia Care: The DCM method*, 7th ed., University of Bradford, Bradford, 1997, S. 23–24; mit Genehmigung)

Kode	Stichwort	Allgemeine Beschreibung der Kategorie
A	Artikulation	verbal oder nonverbal mit anderen interagieren (ohne offensichtliche andere Aktivität)
B	Borderline	sozial einbezogen sein, aber auf passive Weise
C	Kalt	sozial nicht einbezogen sein, in sich gekehrt
D	Distress	Stress ohne Begleitung
E	Selbstausdruck	mit einer kreativen Tätigkeit beschäftigt sein
F	Nahrung	Essen und Trinken
G	Spiele	an einem Spiel teilnehmen
H	Werken	an einer handwerklichen Tätigkeit teilnehmen
I	Intellektuelles	eine Aktivität, die sich auf intellektuelle Fähigkeiten konzentriert
J	Gelenke	an einer sportlichen oder gymnastischen Übung teilnehmen

Kode	Stichwort	Allgemeine Beschreibung der Kategorie
K	Kommen und Gehen	unabhängiges Gehen, Stehen oder Sich-Fortbewegen
L	Arbeit	Arbeit oder Pseudoarbeit
M	Medien	sich mit Medien beschäftigen
N	Schläfchen	Schlafen oder Dösen
O	Selbstpflege	sich unabhängig selber pflegen
P	Körperpflege	praktische physische oder personale Pflege erfahren
R	Religion	an einer religiösen Aktivität teilnehmen
S	Sexualität	eine Tätigkeit mit explizit sexuellem Ausdruck
T	Sensorische Stimulation	Beschäftigung mit sinnlicher Wahrnehmung
U	Ohne Antwort	Kommunizieren ohne Antwort
W	Aushalten	repetitive Selbststimulationen
X	Ausscheidung	
Y	Halluzinationen	mit sich selbst oder einer imaginierten Person sprechen
Z	Nulloption	Verhalten, das in keine Kategorie passt

Tabelle 2: Kodieren des Wertes für Wohlergehen bzw. Nichtwohlergehen – Well-or-Ill-Being- bzw. WIB-Wert (Quelle: Bradford Dementia Group, *Evaluating Dementia Care: The DCM method*, 7th ed., University of Bradford, Bradford, 1997, S. 23–24; mit Genehmigung)

WIB-Wert	Allgemeine Beschreibung des Kodes
+5	außerordentliches Wohlbefinden; etwas Besseres ist kaum vorstellbar; sehr hoher Ausdruck von Beteiligung, Selbstausdruck oder sozialer Interaktion
+3	erhebliche Anzeichen von Wohlergehen, z. B. in Bezug auf Beteiligung, Interaktion oder Aufnahme von Sozialkontakten
+1	der/die TeilnehmerIn wird mit der gegenwärtigen Situation ganz gut fertig; gelegentliche Kontakte zu anderen sind gegeben; Zeichen des Unwohlseins nicht vorhanden
−1	leichtes Unwohlsein sichtbar, z. B. Langeweile, Rastlosigkeit oder Frustration
−3	beträchtliche Anzeichen von Unwohlsein, z. B. Traurigkeit, Angst oder nachhaltiger Ärger; allmähliches Abstürzen in Apathie und Rückzug; anhaltende Vernachlässigung über eine halbe Stunde hinaus
−5	extreme (erhebliche) Zustände von Apathie, Rückzug, Wut, Trauer oder Verzweiflung; anhaltende Vernachlässigung für mehr als eine Stunde

schätzen. Dieser Kodierungsrahmen ist der am wenigsten entwickelte unter den vieren, bietet jedoch eine Möglichkeit zur Erfassung dessen, was als *positive Arbeit an der Person* (Kitwood, 1997) bezeichnet wurde. Sie tritt ein, wenn MitarbeiterInnen in ihrem Handeln Empathie, Sensibilität oder Geschick zeigen, indem sie z. B. die Gefühle der Person mit Demenz anerkennen und wertschätzen. Bei der Anwendung auf spezielle Therapien, wie die Tanz-, Musik- und Kunsttherapie (Innes/Hatfield, 2001) hat der PER der behandelnden bzw. praktizierenden Person, welche die Effektivität und die Auswirkungen einer Aktivität auf die Person mit Demenz evaluieren möchte, eine Menge zu bieten.

Der Prozess einer DCM-Evaluation

Das Ziel eines entwicklungsbezogenen Einsatzes von DCM, z. B. zur allmählichen Entwicklung von Pflegepraxis, besteht in der Selbst-Ermächtigung (engl. *empowerment*) von MitarbeiterInnen bei ihrer Arbeit. Dies lässt sich durch Operationalisieren eines der Leitprinzipien des Verfahrens, nämlich der Offenheit, erreichen (Bradford Dementia Group, 1997). **Tabelle 3** zeigt detailliert einen Prozess zur Erzielung von Offenheit im Laufe einer DCM-Evaluation. Bei diesem Prozess erläutert die DCM-Beobachterin bzw. der DCM-Beobachter gegenüber dem gesamten Pflegepersonal klar den Zweck des Beobachtens oder Abbildens, teilt der gesamten Gruppe der MitarbeiterInnen die Daten mit und hilft beim Entwickeln von Handlungsplänen.

Tabelle 3: Der Prozess des Abbildens zum Erreichen von Offenheit (Quelle: Innes, 2000)

Phase	Ziel
1. Erstellen und Planen des Abbildens	▪ Treffen Sie sich mit den Personen, welche die Evaluation in Auftrag geben und/oder die Macht oder Verantwortung haben, den Ergebnissen entsprechend zu handeln oder nicht zu handeln. ▪ Gewinnen Sie Einblicke in Handlungsmöglichkeiten und -hindernisse.
2. Informieren des Personals	▪ Geben Sie den DCM-BeobachterInnen Gelegenheit zu einem Treffen mit den MitarbeiterInnen der Einrichtung. ▪ Stellen Sie den MitarbeiterInnen das Dementia Care Mapping (DCM) vor. ▪ Beantworten Sie alle Fragen der MitarbeiterInnen.
3. Durchführen des DCM	▪ Stellen Sie sich den TeilnehmerInnen und MitarbeiterInnen vor. ▪ Holen Sie von jedem Teilnehmer bzw. jeder Teilnehmerin, d. h. von den zu beobachtenden Menschen mit Demenz, die informelle Zustimmung ein. ▪ Richten Sie sich darauf ein, den MitarbeiterInnen und den TeilnehmerInnen die Datenerhebungsbögen zu zeigen. ▪ Beantworten Sie jede Frage der MitarbeiterInnen oder der TeilnehmerInnen ▪ Helfen Sie aus, wenn Sie von MitarbeiterInnen oder einem Teilnehmer bzw. einer Teilnehmerin darum gebeten werden. ▪ Greifen Sie notfalls ein, um Probleme zu vermeiden, etwa beim Sturz eines Bewohners.

Phase	Ziel
4. Durchführen von Feed-back-Sitzungen	■ Gewähren Sie allen MitarbeiterInnen Zugang zu den Daten. ■ Holen Sie das Feed-back der MitarbeiterInnen zu den Daten ein.
5. Planen für die Zukunft	■ Ermutigen Sie die MitarbeiterInnen zur Entwicklung ihrer Praxis. ■ Planen Sie eine zweite Evaluation. ■ Entwickeln Sie einen realistischen Handlungsplan.

Vergleich kultureller Faktoren bei der Anwendung des DCM

Die Idee zu diesem Buch, in welchem der Einsatz des DCM in einer Vielfalt an Kulturen und Kontexten betrachtet und abgehandelt wird, ergab sich aus meiner eigenen DCM-Arbeit in einer Reihe von Pflege-Settings in Großbritannien. Eine Reihe von Settings zu beobachten oder abzubilden ließ die Unterschiede und Gemeinsamkeiten beim Einsatz der DCM-Methode in verschiedenen Pflegekulturen aufscheinen. Während meiner Tätigkeit in der Bradford Dementia Group in England in den Jahren von 1997 bis 2001 half ich mit, die DCM-Methode zu lehren. Dadurch begann ich, mich für die Anwendung der Methode durch TeilnehmerInnen in anderen Teilen der Welt – namentlich in den USA, in Australien, Deutschland, Dänemark und Hong Kong – mit anderen kulturellen Werten sowie anderen ökonomischen und politischen Systemen und anderen Wohlfahrtssystemen zu interessieren. Während meiner Zusammenarbeit mit Carolyn Lechner, einer Kollegin am Heather Hill Hospital in Chardon, Ohio, stieg mein Interesse noch. Carolyn Lechner und ich begannen mit einer vergleichenden Analyse von DCM-Daten-Sets aus Großbritannien und den USA. Auf dem Alzheimer-Weltkongress im Jahre 2000 in Washington, D. C. entstand die Idee, dass ein Vergleich kultureller Faktoren bei der Anwendung von DCM ein nützliches Buch ergeben könnte.

Das Buch im Überblick

Das vorliegende Buch enthält vier Abschnitte. In Abschnitt I werden umfassende Fragen in Zusammenhang mit der DCM-Methode erörtert. Andrea Capstick, eine der dienstältesten Angehörigen der Bradford Dementia Group, spielte entscheidende Rollen in der Entwicklung von Kursen, in denen der Einsatz von DCM gelehrt wird, und in der Anwendung person-zentrierter Pflegeprinzipien. In Kapitel 1 gibt sie einen Überblick über die theoretische Grundlage von DCM. Fragen der Reliabilität und Validität führen unter DCM-AnwenderInnen oft zu Verwirrung, und zwar sowohl unter denen, die DCM zu Forschungszwecken nutzen, als auch unter denen, die Dienstleister und Kommissionsmitglieder vom Wert der Methode zu überzeugen suchen. Diese Fragen werden in Kapitel 2 von Bob Woods und Tracey Lintern untersucht, deren Arbeit das Assessment der Validität von DCM umfasst. Lisa Heller hat DCM sowohl in Settings der Gesundheits- als auch der Sozialversorgung eingesetzt. In Kapitel 3 erörtert sie den Begriff «Pflegekultur» (engl. *culture of care*) und wirft dabei Fragen auf, deren Betrachtung sich für jeden Anwender bzw. jede Anwenderin von DCM lohnt, dessen bzw. deren Ziel in der Beeinflussung und Verbesserung von Pflegepraxis liegt.

In Abschnitt II wird dieser Punkt ausführlicher behandelt, indem die Anwendungen von DCM zur Verbesserung der Pflegepraxis betrachtet werden. Christian Müller-Hergl war einer der Ersten, die DCM außerhalb von Großbritannien eingesetzt haben. In Kapitel 4 erörtert er das Potenzial, das die Methode zur Verbesserung der Pflegepraxis bietet, und beleuchtet Schwierigkeiten, die sich ergeben können, wenn man einer Einrichtung anhand ihrer in den DCM-Daten aufgezeigten Leistung ein Feedback gibt. DCM-Daten können auch dazu dienen, die Pflege der TeilnehmerInnen bzw. beobachteten Personen unmittelbar zu verbessern. In Kapitel 5 werden ein praktisches Beispiel für den Einsatz von DCM zur Verbesserung der Pflege von Menschen mit Demenz geboten und der mögliche Einsatz von DCM-Daten zur Entwicklung von Pflegeplänen erörtert. Bevor DCM jedoch zur Verbesserung der Pflege implementiert werden kann, bedarf es u. U. der Entwicklung des Personals. Maria Scurfield-Walton schildert diesen Punkt in Kapitel 6. Darüber hinaus präsentiert sie den Einsatz von DCM als Vehikel zur Identifizierung weiterer personellen Entwicklungsbedarfs, wodurch Fertigkeiten der MitarbeiterInnen verbessert, ihr Vertrauen gestärkt und in der Pflege Tätige in die Lage versetzt werden, ihre Pflegepraxis zu entwickeln und zu verbessern.

In Abschnitt III werden politische Fragen in Bezug auf die Implementierung von DCM in verschiedenen Ländern angesprochen. Carolyn Lechner verknüpft in Kapitel 7 politische Belange. Wer immer DCM anwenden möchte, ist gut beraten, ihre Schilderung sozialer, politischer und ökonomischer Faktoren, die das Klima pflegerischer Versorgung beeinflussen, zu betrachten.

In Abschnitt IV werden zukünftige Anwendungen des DCM betrachtet. Michelle Persaud ist eine der wenigen Forschenden, die den Einsatz des DCM bei Menschen mit kognitiven Beeinträchtigungen untersucht hat. In Kapitel 8 schildert sie die Stärken und Beschränkungen einer Anwendung des DCM zur Beobachtung einer alternativen Patientengruppe sowie eine mögliche Zukunft im Einsatz des DCM zur Evaluierung von Pflege bei einer Reihe anderer Gruppen. Für 2004 ist eine neue Ausgabe des DCM-Handbuchs geplant, daher werden in Kapitel 8 zukünftige Einsätze des DCM behandelt. In Kapitel 9 erörtert Dawn Brooker die Begründung solcher Einsätze und mögliche Variationen der Methode zu anderen Zwecken. Das Buch schließt mit einer kritischen Betrachtung des zukünftigen Bekanntheitsgrades von DCM und seiner Anwendung.

Das vorliegende Werk kann nicht den Anspruch erheben, definitive Antworten auf die Frage zu liefern, wie sich Pflegepraxis durch den Einsatz des DCM verbessern ließe. Es steht zu hoffen, dass die LeserInnen – ob Neuling oder erfahrene DCM-Beobachterin – Einblicke in den Einsatz des DCM in verschiedenen Pflege-Settings und Ländern gewinnen. Wer die Methode bereits anwendet, findet u. U. Ideen, wie sich der Einsatz der Methode in einem Pflege-Setting effektiver gestalten, d. h. wie sich Pflege verbessern ließe. Wem DCM noch neu ist, dem soll dieses Buch einen Überblick über das Verfahren und seine theoretischen Ursprünge (Abschnitt I) vermitteln, wobei die Möglichkeiten des Einsatzes von DCM zur Verbesserung der Pflegepraxis (Abschnitt II) in einer Vielfalt von Settings und in Ländern mit verschiedenen Kulturen (Abschnitt III und IV) hervorgehoben wird. Das Buch soll also zum Verständnis der Anwendung des DCM in verschiedenen Kulturen und der möglichen Wege beitragen, auf denen DCM zur Verbesserung der Pflege von Menschen mit Demenz eingesetzt werden kann.

Literatur

Audit Commission (2000): Forget Me Not: Mental Health Services for Older People. Author, London.

Bradford Dementia Group (1997): Evaluating Dementia Care: The DCM Method (7th ed.). University of Bradford, Bradford, England.

Innes, A. (2000): Dementia care mapping. In: M. Cofone, Demenz-Verein Saarlouis e. V., *Innovativer Umgang mit Dementen: Strategien, Konzepte und Einrichtungen in Europa.* (pp. 117–121). Demenz-Verein Saarlouis e. V., Saarlouis.

Innes, A.; Capstick, A.; Surr, C. (2000): Mapping out the framework. *Journal of Dementia care, 8* (2), 20–21.

Innes, A.; Hatfield, K. (Eds.) (2001): Healing Arts Therapies and Person-Centred Dementia Care. Jessica Kingsley Publishers, London.

Kitwood, T. (1997): Dementia Reconsidered: The Person Comes First. Open University Press, Buckingham, England. [dt.: Demenz. Der person-zentrierte Ansatz im Umgang mit verwirrten Menschen. Hans Huber, Bern; 3., erw. Auflage 2004.]

Kitwood, T.; Bredin, K. (1992): The Dementia Care Mapping Method. University of Bradford, Bradford, England.

Rabins, P. V.; Kasper, J. D. (1997): Measuring quality of life in dementia. Conceptual and practical issues. *Alzheimer's Disease and Associated Disorders, 11* (6), 100–104.

Abschnitt I
Die DCM-Methode

1

Andrea Capstick
Die theoretischen Ursprünge des DCM

> Landkarten transkribieren physischen Raum.
> Und in gewisser Weise beschriften sie ihn –
> mit Namen, Grenzlinien und sogar […] einer
> Perspektive, aus der er zu betrachten ist.
> *Anthony Fothergill (1989)*

Kartographie – die Wissenschaft des Erstellens von Landkarten – beinhaltet oft auch das Kartographieren von unbekanntem Gelände. Landkarten zu erstellen kann einerseits eine ganz und gar hilfreiche Beschäftigung sein. Landkarten liefern Reisenden Informationen, mit deren Hilfe sie von ihrem gegenwärtigen Aufenthalt zu ihrem Bestimmungsort gelangen. Das Abbilden von Demenzpflege (*Dementia Care Mapping*, DCM) kann auf diese Weise gesehen werden – als eine Vorgehensweise, die in der Pflege Tätige dabei unterstützt, die Qualität ihrer Pflege von Menschen mit Demenz zu verbessern.

Wie die Literatur über Kolonialismus und Imperialismus ganz klar zeigt, kann das Erstellen von Landkarten andererseits auch ein problematisches Unterfangen sein. Das fragliche Territorium ist den Menschen, die es bewohnen, nicht unbekannt, das ist es nur für die Kartographierenden, deren Beobachtungen und Messungen unter Umständen auf anderen kulturellen Imperativen und Sichtweisen beruhen. Historisch betrachtet war das Kartographieren von Gebieten oft mit Enteignung und Entfremdung verknüpft. Die gleiche Gefahr besteht auch beim DCM, wenn die Ausübenden sich über die Wertegrundlage, von der aus sie operieren, nicht völlig im Klaren sind. Daher verdienen die Ursprünge des DCM in der psychologischen Theorie und den ethischen Bezugsrahmen, wie sie sich Tom Kitwood, der Begründer des DCM, zu Eigen machte, eine eingehende Betrachtung. Sie bilden das Thema dieses Kapitels.

Zwar ist auch DCM nicht ohne Kritiker geblieben, dennoch ist es heutzutage eine verbreitete und gut eingeführte Methode zur Evaluation der Lebensqualität von Menschen mit Demenz. DCM ist eine Methode zur Beobachtung und Kodierung der aktuellen Qualität der Pflege von Menschen mit Demenz in Versorgungsformen der (teil-) stationären Altenhilfe (Bradford Dementia Group, 1997). Es bietet ein Mittel zur Erhebung von Daten über das Spektrum an Aktivitäten, in denen KlientInnen involviert sind, sowie über ihr sichtbares emotionales Wohlbefinden. Aus diesen

Daten gehen Empfehlungen zur Verbesserung zukünftiger Pflege hervor. In diesem Sinne kann DCM eine nützliche «Landkarte» zur Gestaltung der Entwicklung von Pflegepraxis sein.

In England empfahl die Audit Commission (2000) DCM als ein Mittel zur Qualitätssicherung von (teil-) stationären Einrichtungen für Menschen mit Demenz. Weltweit breitet sich der Einfluss von DCM rasch aus. Im Jahre 2002 stammen die Abbildenden aus zehn Nationen, und DCM-Kurse stehen auf drei Kontinenten zur Verfügung. Dies ist auf vielfältige Weise eine Erfolgs-Story für ein Verfahren, das vor gerade einmal zehn Jahren erst entwickelt wurde. Angesichts der einigermaßen radikalen theoretischen und philosophischen Grundlagen von DCM ist es sogar noch bemerkenswerter. Es nähert sich dem Außergewöhnlichen, wenn man bedenkt, dass viele der beim DCM verwendeten Schlüsselbegriffe, wie zum Beispiel *Lebensqualität, Qualität der Pflege, Wohlbefinden* und *Unwohlsein,* nie in vollem Umfang definiert oder operationalisiert und seine Messgrößen nicht zu Forschungszwecken standardisiert worden sind.

Ganz offensichtlich hat DCM etwas sehr Mächtiges an sich. Es hat die Fähigkeit, das Interesse und die Vorstellungskraft von Menschen zu binden, die beruflich mit Pflege befasst sind. Es beginnt, sich in einer universellen Sprache denen mitzuteilen, die sich für eine Verbesserung der Demenzpflege einsetzen. DCM hat im Idealfall das Potenzial, überraschende Einblicke sowohl in die gegenwärtige Qualität von Demenzpflege als auch in das zu liefern, was sich auf diesem Gebiet erreichen ließe. Wird es jedoch nicht sorgsam gehandhabt, hat DCM das Potenzial, die Bemühungen von an vorderster Front Tätigen zu untergraben und zu verleugnen. In diesem Kapitel wird untersucht, wie sich sowohl die Stärken als auch die Schwächen von DCM in seiner gegenwärtigen Form auf seine theoretischen Ursprünge zurückführen lassen.

1.1 Sanfte Theorie, harte Methode

Weder seine Verfechter noch seine Kritiker haben sich viel mit der theoretischen Ebene von DCM befasst, was zu einer Reihe von Missverständnissen und gelegentlichem Missbrauch geführt hat. Wenn es eine auf Fakten beruhende Diskussion um den Wert von DCM und seine zukünftige Rolle in der Entwicklung kulturübergreifender Demenzpflegepraxis geben soll, ist es wichtig, eine unüberbrückbare Kluft zwischen Theorie und Praxis zu vermeiden. DCM nur als Methode, ohne Bezug zu einer zu Grunde liegenden Pflegephilosophie praktiziert, könnte leicht zu einem Assessment-Instrument des Messens um des Messens willen verkommen.

Ein häufiges Missverständnis besteht in der Verwechslung von DCM und dem person-zentrierten Ansatz der Demenzpflege. Vieles von der Popularität des DCM ergibt sich aus seiner Verbindung mit dem person-zentrierten Ansatz, und noch immer ist ein Verwechseln dieser beiden Begriffe nicht ungewöhnlich. Oft wird angenommen, ein Trainieren der MitarbeiterInnen in DCM würde zur Implementierung person-zentrierter Pflege führen. Wie jedoch viele Organisationen allmählich erkennen, zeigt DCM wahrscheinlich eher ernste Schwächen einer bestehenden pflegerischen Versorgung auf, als dass es für eine magische Schnellreparatur sorgt. Darüber hinaus lässt sich argumentieren, dass es keine inhärent person-zentrierte oder humanistische Methode darstellt, auch wenn es sich dazu verwenden lässt, das Ausmaß personzentrierter Pflege zu evaluieren. DCM kann auf verschiedene Weisen eingesetzt werden, die mit seinem erklärten Ziel einer Verbesserung der Lebensqualität von Menschen mit Demenz nicht übereinstimmen: zum Beispiel einzelne MitarbeiterInnen gezielt zu supervidieren oder Entscheidungen hinsichtlich der Unterbringung von Personen zu fällen, die die MitarbeiterInnen als beschwerlich empfinden. Und dies ist auch geschehen.

Die stärkste Aussage zur Person-Zentriertheit in der DCM-Methode selbst besteht darin, dass BeobachterInnen den Standpunkt der Person mit Demenz einnehmen und eine subjektive Beurteilung dessen treffen, was die Person erlebt. Die beobachtende Person kodiert jeden 5-Minuten-Zeitrahmen entsprechend den Werten der Welland-Ill-Being-Skala (WIB-Werte, s. Tab. 2 der Einleitung). Kitwood weist im DCM-Manual darauf hin:

> Dies zu tun beinhaltet erheblich mehr als einfaches Beobachten. Es erfordert die als Empathie bekannte Fähigkeit, in der Lage zu sein, sich imaginär an die Stelle der bzw. des Anderen zu versetzen und zu verspüren, wie das Leben – vom Bezugsrahmen dieser Person aus betrachtet – sein könnte. (Bradford Dementia Group, 1997, S. 5)

Die Begrifflichkeit der Empathie oder des *empathischen Bewusstseins* ist der Roger'schen humanistischen Theorie entnommen und steht im Mittelpunkt personenzentrierter Pflegeansätze. Beim empathischen Bewusstsein wird jedoch normalerweise davon ausgegangen, dass es nachhaltige persönliche Interaktion und ein Wissen um die Lebenssituation des Individuums erfordert. Diesen Grad an Empathie durch bloßes Beobachten aus der Distanz zu erlangen, kann schwer fallen.

Zustände des Wohlbefindens sind relativ leicht zu identifizieren. Es ist vernünftig, anzunehmen, dass es ein Zeichen von Wohlbefinden ist, wenn eine Person mit Demenz Zuneigung, Humor, Genuss zeigt oder Kontakt zu anderen aufnimmt. Diese Zeichen sind kulturübergreifend allen Menschen eigen. Sie stehen jedoch unter Umständen nicht in direktem Zusammenhang mit der Qualität von Pflege, vor allem bei denjenigen, die in einem Pflege-Setting noch relativ neu sind. Zeichen des Unbehagens bzw. Unwohlseins sind schwieriger durch Beobachten zu identifizieren und stärker kulturabhängig. Dies gilt vor allem für die Verhaltenskategorie C (Kalt – sozial nicht involviert; für eine vollständige Aufstellung der Kodes s. Tab. 1 der Einleitung). Entsprechend dem DCM hat dieser Zustand fehlender Anteilnahme (engl. *social disengagement*) niemals etwas mit Wohlbefinden zu tun und kann nicht zusammen mit einem positiven WIB-Wert kodiert werden. Zwar gelten Apathie und Rückzug beim DCM zu Recht als Indikatoren für Unwohlsein, jedoch hat eine Reihe von KritikerInnen darauf hingewiesen, dass es bei dieser Art von Aktivität (oder Inaktivität) unmöglich ist, den inneren Zustand einer Person einzuschätzen. Was als sozialer Rückzug erscheint, kann ein angenehmer Zustand des inneren Schwebens, Tagträumens oder gar so etwas wie Meditation sein. Es erscheint wahrscheinlich, dass viele ältere Menschen unabhängig von ihrem Umfeld einen Teil ihrer Zeit mit ruhigem Nachdenken verbringen. In anderen Fällen kann es durchaus sein, dass man einen Teilnehmer durch einen Mangel an sensorischer Stimulation in einen regelrecht katatonen Zustand hineingeraten lässt. Indessen können sich DCM-BeobachterInnen nicht auf Empathie verlassen, um zwischen den beiden Zuständen zu unterscheiden. Ein weiterer Punkt liegt an dieser Stelle darin, dass DCM vielleicht dem Aktivitäts- und Beschäftigungsgrad einen hohen Stellenwert einräumt, der eher an westlichen Industriegesellschaften als an Gesellschaften mit weniger materialistischer oder erfolgsorientierter Lebensweise ausgerichtet ist.

Als Beobachtungsmethode ist DCM tendenziell eher als qualitativ einzustufen. Die an diesen qualitativen Daten vorgenommenen Datenverarbeitungsoperationen decken sich indessen mit eben den quantitativen Traditionen wissenschaftlichen Untersuchens, von denen sich Kitwood selbst oft zu distanzieren suchte. DCM ist ein seltsames Verweben von sanfter Theorie und harter Methode. In der Praxis kann dies Probleme aufwerfen: Wer sich seiner Wärme und Empathie wegen vom personzentrierten Ansatz angezogen fühlt, findet die intensive Datenverarbeitung und -analyse des DCM oft uninteressant und beherrscht die Techniken nicht immer hinreichend, um DCM exakt durchzuführen. Gleichzeitig haben diejenigen, welche sich von der Fähigkeit des DCM angezogen fühlen, harte Daten über die Qualität von Pflege zu liefern, unter Umständen nur wenig Interesse an Praxisentwicklung.

Auf manche Weise erscheint es demnach, als bestünde ein fundamentaler Mangel an Übereinstimmung zwischen der Theorie und der Methode von DCM. Zur weiteren Erforschung dieser Begrifflichkeit werden im folgenden Abschnitt die verschiedenen Theoriestränge betrachtet, die Kitwoods frühe Tätigkeit auf dem Gebiet der Demenzpflege und seine anfängliche Arbeit in der Entwicklung von DCM geleitet haben.

1.2 DCM als Herausforderung des Standardparadigmas

In den späten 1980er-Jahren begannen Kitwood und Bredin mit der Entwicklung des DCM (Kitwood/Bredin, 1992 a). Das Ausmaß, in dem diese Entwicklung anfänglich durch den person-zentrierten Ansatz angetrieben wurde, ist nicht so klar, wie man sich dies vorstellen könnte, da dieser Ansatz in Kitwoods Veröffentlichungen aus dieser Zeit kein herausragendes Thema bildet.

Ein nützlicher Ausgangspunkt zur Aufdeckung des theoretischen Hintergrundes von DCM ist das ursprüngliche Forschungsvorhaben des Leverhulme Trust (Kitwood, 1991). Natürlich war zum Zeitpunkt der Formulierung des Vorhabens schon einige Entwicklungsarbeit geleistet worden. Zusätzlich war als Teil eines damals laufenden Projektes mit den Gesundheitsbehörden von Bradford eine Machbarkeitsstudie durchgeführt worden, um deren «Versorgung mit Tagespflege» *(day care provision)* für Personen mit Demenz zu evaluieren. (Obwohl Einrichtungen der Tagespflege die spezifische Funktion haben, für Aktivitäten und soziale Interaktion zu sorgen, wird DCM heute als Mittel zur Evaluation von Lebensqualität in allen Settings der Pflege von Gruppen einschließlich Institutionen und Klinikstationen gefördert, die nicht der Tagespflege dienen. Pflege-Settings dieser Art stehen im Vergleich zu den Tagespflege-einrichtungen, für die DCM ursprünglich gedacht war, bei der Evaluation relativ schlecht da.)

In Kitwoods Vorschlag an Leverhulme werden seine «fünf Hauptpublikationen über Demenz» zitiert, und eindeutig wird ausgeführt, dass in seinem «jüngsten Buch eine Ethik des Betreuens dargelegt wird, die seinem Vorschlag zu Grunde liegt» (1991, S. 4). Das fragliche Buch war das neu erschienene *Concern for Others: A New Psychology of Conscience and Morality* (Kitwood, 1990 a). Dieses Buch bezieht sich nur am Rande auf Demenz und wird unter Kitwoods Werken nur selten zitiert. Dennoch liefert es interessante Einblicke in seine theoretischen Überlegungen und Rückschlüsse während der Phase, in der sich DCM in der Entwicklung befand. Die beherrschenden Themen des Buches sind moralische Entwicklung, moralische Verantwortung und die Neuausrichtung der Psychologie als «moralische Wissenschaft des Handelns», statt der traditionellen Sichtweise dieser Disziplin als «Wissenschaft des Verhaltens». Das Buch legt nahe, dass der Prozess individueller Psychotherapie ein nützliches Modell für eine stärker moralisch integrierte Gesellschaft bietet. Zu dieser Zeit war Kitwood Dozent für Sozialpsychologie an der Sozialwissenschaftlichen Fakultät der Universität Bradford in England. Im *Faculty's Directory of Expertise* für das Jahr 1991 (McLaren et al., 1991) wird dieser Schwerpunkt erneut aufgegriffen, und seine Forschungsinteressen werden wie folgt angegeben:

1. senile Demenz: soziale bzw. biografische Aspekte im Krankheitsverlauf; Qualität des Betreuens

2. Moralität: Beziehung zu Beratung, Therapie und Tiefenpsychologie.

Die von Kitwood im Leverhulme-Papier erwähnten fünf Publikationen hatten bereits eine erhebliche Herausforderung für das medizinische Modell der Demenz bedeutet und legten sein eigenes «dialektisches Modell» dar. Ferner wurde der Begriff *maligne Sozialpsychologie* eingeführt – ein Begriff, den Kitwood verwandte, um zu beschreiben, was er als die pathogene Natur eines großen Teils der damaligen Demenzpflege-versorgung ansah. Kitwood (1990 b) argumentierte, dass vieles von dem «Problem-verhalten», das Menschen mit Demenz zugeordnet wird, nicht – wie im medizini-schen Demenz-Modell dargelegt – von einem inneren Krankheitsprozess im Gehirn, sondern von emotionalem Unwohlsein herrührt. Kitwood meinte, dieses Unwohlsein sei oft auf die negativen und unpassenden Reaktionen der Pflegenden zurückzufüh-ren. Das psychosoziale Umfeld von Menschen mit Demenz ist nach Ansicht Kitwoods oft «maligne» und verstärkt Symptome kognitiver Beeinträchtigung eher, als dass es sie lindert. Pflegende können den Zustand von Personen mit Demenz tatsächlich oft eher verschlechtern als verbessern. Dies ist, wenn überhaupt, dann nur selten Folge einer bösen Absicht seitens der Pflegenden, sondern ergibt sich nach Ansicht Kitwoods aus zwei Hauptquellen:

1. Traditionen des Betreuens bei Demenz, die bestenfalls auf routinemäßigen «Verhaltensmanagement»-Techniken und schlimmstenfalls auf bloßer «Verwahrung und Verwaltung» von Menschen mit Demenz bis zu ihrem Tod beruhen

2. die unbewussten eigenen Ängste in der Pflege Tätiger vor Alter, Behinderung und Tod (Kitwood/Benson, 1995).

Kitwood identifizierte dann 17 Arten oder Manifestationen maligner Sozialpsychologie, darunter Betrug *(treachery)*, Verbannen *(banishment)*, Lästern *(mockery)* und Zum-Objekt-Erklären *(objectification)*. Eine sehr häufige Form maligner Sozialpsychologie ist das Ignorieren *(ignoring)*, d. h. über einen Menschen mit Demenz in dessen Beisein sprechen, als sei er nicht anwesend. Kitwood glaubte, maligne Sozialpsychologie führe bei Menschen mit Demenz zur Erosion des Personseins. In einem Pflegeumfeld, in welchem derartige Interaktionen sehr häufig vorkommen, besteht die Wahrscheinlichkeit, dass Patienten in eine Abwärtsspirale von Unwohlsein und Verzweiflung geraten (Kitwood, 1990b). Beim DCM werden die negativen Interaktionen, die auf maligne Sozialpsychologie hindeuten, als personale Detraktionen (PDs) kodiert.

Sehr zu Recht legte Kitwood (1990 b) dar, dass die oben erwähnten Arbeiten den Weg für eine stärker personalisierte und optimistischere Betrachtungsweise der Betreuung öffnen. Nichtsdestoweniger enthielten diese Beiträge nur wenig Information über die Einzelheiten einer guten Pflegepraxis oder die Verantwortung von Organisationen und der Gesellschaft als Ganzes für die Sicherstellung, dass beruflich Pflegende in ihrer Arbeit auf geeignete Weise unterstützt werden. In diesem Stadium war Kitwood eindeutig damit beschäftigt herauszufinden, was mit der Demenzpflege nicht stimmte. Oft schien er zu implizieren, dies könne durch eingehendes Beobachten einer ausschließlich dyadischen Beziehung zwischen Pflegeperson und Patient aufgedeckt werden, von der er glaubte, dass sie oft als Schiene für die maligne Sozialpsychologie wirkt.

Wahrscheinlich war die anfängliche Form des DCM mit seinen detaillierten Beobachtungen der Pflege in Zeitrahmen von fünf Minuten wohl eher durch diese Beschäftigung als durch irgendein gründlich ausgearbeitetes Programm zur Implementierung einer person-zentrierten Pflege diktiert. Auch wenn das Verfahren anschließend angepasst wurde, um eine positivere Dimension hinzuzufügen, waren Modifikationen tendenziell eher Zusätze oder Änderungen der Terminologie als Überarbeitungen grundlegender Voraussetzungen.

Kitwoods Vorgehen gegen das, was er als «Standardparadigma» der Demenz und der Demenzpflege bezeichnete, entwickelte sich schrittweise über eine Reihe von Jahren und hatte seinen Höhepunkt in *Dementia Reconsidered: The Person Comes First* (dt. Titel: Demenz. Der person-zentrierte Ansatz im Umgang mit verwirrten Menschen) (1997).

In diesem Werk werden in viel größerem Umfang der soziale Kontext von Pflege und die Faktoren untersucht, welche zu Wohlbefinden und Unwohlsein von Personen mit Demenz beitragen. Wäre dieser theoretische Standpunkt schon vor der Entwicklung des DCM in vollem Umfang ausgebaut gewesen, hätte sich die Ausformung der Methode unter Umständen ganz anders gestaltet. So fällt es zum Beispiel schwer, sich vorzustellen, dass Kitwood 1997 kein Mittel zur Evaluierung der Lebensqualität von Menschen mit Demenz entwickeln würde, das nicht in irgendeiner Weise auf deren Selbstbekundungen, d. h. auf eine Interpretation formulierter Anliegen der Beteiligten selbst zurückgreift. Zu Anfang bestand eine wesentliche, DCM tragende Leitidee in der Überzeugung, DCM würde ein Maß für die Lebensqualität von Menschen vom Standpunkt der Person mit Demenz aus liefern. In den späten 1980er-Jahren schien die Annahme weit verbreitet, Menschen mit kognitiven Beeinträchtigungen seien außer Stande, sich zu ihrer eigenen Zufriedenheit mit Dienstleistern und Diensten zu äußern; DCM selbst bot dafür keinen Ansatz und griff stattdessen auf die Fähigkeit des bzw. der Beobachtenden zur Bildung eines empathischen Urteils über das Erleben der Person mit Demenz zurück. Weitergedacht entwickelte sich dieses Thema zügig weiter, und Mitte der 1990er-Jahre kam es zu einer raschen Zunahme von Arbeiten auf der Grundlage des «Hörens der Stimme» (Selbstbekundungen in Fragebögen und Interviews, Anm. d. Hrsg.) von Menschen mit Demenz, und zwar zu psychotherapeutischen Ansätzen, zu Erinnerungsarbeit und zu anderen «gesprächsbasierten» Vorgehensweisen (Cheston, 1998; Goldsmith, 1996). Ironischerweise waren viele dieser Arbeiten vielleicht zumindest teilweise durch die person-zentrierte Herangehensweise an Demenzpflege inspiriert, deren Pionier Kitwood war. Dennoch wurde DCM niemals überarbeitet, um TeilnehmerInnen mit Demenz eine direkte Stimme zu verleihen. Kaum zu bezweifeln ist, dass dies auch geschehen wäre, hätte die Entwicklung von DCM zehn Jahre später stattgefunden.

In *Dementia Reconsidered: The Person Comes First* (1997) besteht noch immer eine Tendenz zur «Psychologisierung» sozialer Faktoren, u. a. der verschiedenen Formen von Druck und der Schwierigkeiten, denen hauptberuflich Pflegende ausgesetzt sind. In ihrem Rückgriff auf Elemente verschiedener Theorien – vor allem der ethnogenen Sozialpsychologie u. a. von Harre und Secord (1972), des ursprünglich aus den Werken von Freud (1932) und Jung (1977) hergeleiteten psychodynamischen Ansatzes und der humanistischen Psychologie von Rogers (1961) – war Kitwoods Betrachtung der Sozialpsychologie eklektisch. Auf theoretischer Ebene sind diese verschiedenen Elemente nicht immer leicht in Einklang zu bringen und werden im Hinblick auf professionell Pflegende und KlientInnen in Kitwoods Modell des Personseins auch nicht durchgängig angewandt.

Ethnogene Sozialpsychologie beschäftigt sich mit Wegen und Weisen, wie Menschen als «Sozialfaktoren» Situationen definieren, Bedeutungen konstruieren und Intentionen kommunizieren. Dieses Modell adaptierte Kitwood sehr wirkungsvoll, um aufzuzeigen, wie problematische Verhaltensweisen bei Demenz als kommunikative Akte neugefasst werden können, in denen erhalten gebliebene Aspekte der sozialen Identität der Person in einem veränderten sozialen Milieu zum Ausdruck kommen. Dieser

Ansatz hatte vieles mit Sabats Arbeiten über den Erhalt des Selbst bei Menschen mit Demenz gemein (Sabat, 2001; Sabat/Harre, 1992). Beim Erörtern der Motivationen Pflegender übersah Kitwood indessen den ethnogenen Ansatz, indem er tendenziell eher auf Literatur zur moralischen Unterweisung einerseits und zur psychodynamischen Theorie andererseits zurückgriff. Kitwood sah die Pflegeperson nicht als eine aktiv «Bedeutung Schaffende», sondern als jemanden, der unter dem Einfluss von Formen unbewusster psychischer Abwehr im Hinblick auf unterdrückte Ängste vor Altern, Sterblichkeit, Abhängigkeit und geistigem Unvermögen (Kitwood, 1994) oder vor der Bedürftigkeit eines inneren Kindes (Kitwood, 1997) agiert. Spätere Arbeiten auf der Grundlage von Interviews mit PflegehelferInnen (Innes, 1998b) und professionell Pflegenden (Packer, 2000) zeigten jedoch, dass ein Vorgehen auf der Grundlage ethnogener Sozialpsychologie reichhaltige Informationen über die Motive und Belange Pflegender zu Tage fördern kann.

In einem Artikel im Journal of Moral Education aus dem Jahre 1998, der also erst nach *Dementia Reconsidered: The Person Comes First* (1997) veröffentlicht wurde, wandte sich Kitwood wieder der «moralischen Entwicklung» professionell Pflegender als Grundvoraussetzung zur Verbesserung der Pflegepraxis zu. Unter Hinweis darauf, dass die meisten Pflegenden Frauen sind, legte Kitwood dar, dass:

> …viele, die diesen Beruf ergreifen, *in moralischer Hinsicht* sehr unzureichend auf die ihnen bevorstehenden Aufgaben vorbereitet sind; oft hatten Pflege- und FürsorgehelferInnen *überhaupt keine Vorbereitung* (Kursive hinzugefügt, S. 402).

Diese Feststellung impliziert unbewiesen zwei Dinge:

1. Es gibt eine Korrelation zwischen moralischer Entwicklung und beruflichem Status.

2. Moralische Entwicklung kann gelehrt werden.

Beim Aufzeigen der Notwendigkeit «moralischer Erziehung» für Pflegende neigte Kitwood dazu, die materielle Wirklichkeit ihres Lebens und die Notwendigkeit eines verbesserten Status, einer besseren Bezahlung und besserer Arbeitsbedingungen an den Rand zu drängen.

Kultur bezieht sich nicht allein auf Nationalität, sondern auch auf «Lebenswelt». Die Lebenswelt vieler Pflegenden hat nahezu unabhängig von der Nationalität vieles gemeinsam. Pflegende sind wahrscheinlich weiblich, gehören zum niedriger entlohnten Sektor der Wirtschaft und haben wenige formelle Qualifikationen. Außerdem wirft jeder Versuch einer sozialen Veränderung durch Schulung unweigerlich die Frage auf: Wer schult die Schulenden? Jenseits dieser Frage gibt es natürlich noch viele weitere Fragen in Bezug darauf, wo die Verantwortung für eine qualitativ schlechte Demenzpflege wirklich liegt.

Die am häufigsten mit dem person-zentrierten Ansatz in Verbindung gebrachte Theorie ist die humanistische Psychologie. Sie beruht auf dem Prinzip, dass jede Person – unabhängig davon, wie inakzeptabel ihr Verhalten ist – verdient, als Person angenommen und mit «unbedingt positiver Wertschätzung» behandelt zu werden

(Rogers, 1961). Abermals wandte Kitwood diesen Ansatz speziell auf Menschen mit Demenz und nicht auf hauptberuflich Pflegende und betreuende Angehörige an. Die theoretische oder moralische Rechtfertigung für diese unausgewogene Anwendung ist unklar. Unmittelbar in der Pflege Tätige stehen oft am Fuß einer organisatorischen Hierarchie, sodass sie relativ machtlos und schlecht bezahlt sind. Werden sie nicht mit unbedingt positiver Wertschätzung betrachtet, ist es unrealistisch, von ihnen zu erwarten, dass sie dies mit anderen tun.

Im Überblick über diesen Abschnitt lässt sich sagen, dass die Entwicklung von Kitwoods Theorie in den Jahren 1985 bis 1990 in ihrer Kritik an dem zu dieser Zeit nahezu vorherrschenden medizinischen Modell der Demenz höchst effektiv war. Einige Aspekte dieser Kritik wurden erfolgreich in die Basisterminologie des DCM übertragen. So gilt zum Beispiel Demenz im medizinischen Modell als degeneratives Hirnleiden mit Symptomen, die ihren Ursprung fast ausschließlich im Neuropathologischen haben. Im DCM führte Kitwood den Begriff Degenerationsverlauf *(degeneration run)* – eine lange, durch keinerlei Pflegeintervention unterbrochene Phase sozialen Unbeteiligtseins (engl. *disengagement*) einer Person mit Demenz – ein. Kitwood implizierte eindeutig, dass Degeneration ebenso sehr durch äußere Faktoren wie durch Schädigung von Neuronen entsteht. In ähnlicher Weise werden beim DCM PDs oder Episoden maligner Sozialpsychologie klassifiziert als leicht, mäßig, schwer und sehr schwer. Es sind dieselben Kategorien, die auch zur Bezeichnung der Demenzstadien des medizinischen Modells dienen. Bis zu einem gewissen Grad scheint es, als sei ein bedeutsamer Teil der Entwicklung und Verbreitung von DCM ein reflexives und rhetorisches «Umdrehen des Spießes» gegen jene, die normalerweise Aussagen über Demenz machen und Beurteilungen Betroffener vornehmen. Wenn dem so sein sollte, verfehlt DCM jedoch sein eigentliches Ziel, da informierte Vertreter des medizinischen Modells nur selten an der unmittelbaren Pflegepraxis teilhaben und vom DCM-Prozess nicht betroffen sind.

Die hauptsächlichen Anlässe für einen Einsatz des DCM in der Praxis scheinen indessen die Mikroanalyse der Pflegepraxis und die «Neuschulung» von unmittelbar in der Pflege Tätigen. Diese DCM-Grundsätze zwingen den Anwender zu einer besonderen Weise des Sehens. Nicht alle AnwenderInnen des DCM werden sich mit dieser Sichtweise wohl fühlen, vor allem diejenigen nicht, deren Humanismus sich eher auf alle Personen im Pflege-Setting und nicht nur auf Menschen mit Demenz erstreckt.

1.3 Entwicklungen im DCM – Basis und Überbau

Wie in einem der vorangehenden Abschnitte dargelegt, ist das Ausmaß, in dem DCM von Anfang an theoriegeleitet war, nicht eindeutig. Insgesamt besteht der Eindruck, als sei das Verfahren zu rasch entwickelt worden, um den Anforderungen eines subventionierenden Auftraggebers (des Leverhulme Trust) zu genügen. Klar ist allerdings auch, dass es anschließend viele Gelegenheiten zur Überarbeitung der Methode gab, um sie mit der entstehenden Theorie zur Deckung zu bringen. *Person to Person: A*

Guide to the Care of Those with Failing Mental Powers (Kitwood/Bredin, 1992 b) ist das Werk, welches unter vielen in der Praxis Tätigen noch immer als Inbegriff personzentrierter Pflege gilt. Es erschien im selben Jahr wie das erste DCM-Manual. Die Einzelheiten der DCM-Methode waren zu dieser Zeit noch nicht ganz eindeutig festgelegt, wie sich an der raschen Erstellung von sieben Ausgaben des DCM-Manuals zwischen 1992 und 1997 zeigt. Die Überarbeitungen scheinen hauptsächlich in zweierlei Hinsicht erfolgt zu sein:

1. Verfeinerungen der Kodierungstechniken und der Datenverarbeitungsschritte

2. Eingliederung von Feed-back durch erfahrene AnwenderInnen des Abbildungsprozesses.

Die Geschwindigkeit und Häufigkeit neuer Ausgaben des DCM-Manuals zeigen die Bereitschaft, auf Probleme zu reagieren, die sich aus der praktischen Anwendung des DCM ergaben. Allerdings nahm diese Reaktion eher die Gestalt einer steigenden Anzahl operationaler Regeln und Fußnoten in aufeinander folgenden Ausgaben an, als dass es zu einer Überarbeitung der Grundvoraussetzungen des DCM gekommen wäre. Spätere Ausgaben des Manuals enthalten einen wachsenden Überbau an Regeln, Fußnoten und Querverweisen für den Umgang mit anomalen Fällen, die anfänglich nicht vorhergesehen waren. Dies hat DCM recht schwerfällig gemacht und erhöht das Ungenauigkeitspotenzial.

Etwa ab 1995 äußerten erfahrene DCM-BeobachterInnen in beträchtlichem Umfang Besorgnis über die Schwierigkeit, messbare Verbesserungen der WIB-Scores (im Deutschen heißen WIB-Scores «WIB-Punktzahlen», Anm. d. Hrsg.) (damals Pflege-Scores genannt) zu erreichen, sobald DCM zur internen Entwicklung eingesetzt wurde. Eine Senkung der Gesamtzahl an PDs und negativen Pflege-Punktzahlen scheint weithin als erreichbares Ziel akzeptiert worden zu sein. Dennoch schien der Effekt positiver Pflegeinterventionen selbst bei immensen Bemühungen seitens der MitarbeiterInnen in den Gesamtindizes der Pflegequalität unterzugehen. Natürlich fällt es statistisch bei jedem steigenden Wert immer schwerer, ihn – gemessen auf einer endlichen Skala – noch zu verbessern. Dies kann zum Problem werden, wenn DCM entwicklungsbezogen, d. h. regelmäßig im selben Pflege-Setting eingesetzt wird. Die MitarbeiterInnen können sich in der Situation wiederfinden, gegen einen steigenden «Erwartungsgradienten» des Managements anzuarbeiten, während gleichzeitig die Wahrscheinlichkeit einer statistischen Regression auf den Mittelwert zunimmt, je mehr Daten erhoben werden. Unter diesen Bedingungen können MitarbeiterInnen-Teams leicht einmal den Mut verlieren. Dies war eines der Bedenken, die 1996 zum britischen Studientag über DCM und dann im Mai 1997 zur 7. Ausgabe des DCM-Manuals führten. Eine der bedeutsamsten Veränderungen in der 7. Ausgabe des Manuals bestand in der Einführung von WIB-Werten und -Punktzahlen an Stelle der Pflege-Werte (CVs) und -Punktzahlen, die für das Kodieren in jeder der vorangegangenen Ausgaben von zentraler Bedeutung gewesen waren.

Auf praktischer Ebene war diese Veränderung bestenfalls ein Kompromiss. Sie würdigte – zumindest im Grundsatz – das berechtigte Gefühl vieler DCM-AnwenderInnen, demzufolge Lebensqualität bei Demenz eher multifaktoriell als den minütlichen Interventionen der Pflegenden zuzuordnen sei. Dennoch bewirkte diese Veränderung zu wenig, um verbesserte Punktzahlen realistisch erreichbar zu machen. Die alten Indizes blieben erhalten, wenn auch unter anderen Namen. Als Gegengewicht zu den PDs, die von Anfang an ein Merkmal des DCM gewesen waren, wurden positive Ereignisberichte (*Positive Event Records*, PERs) eingeführt, was sich jedoch in keiner Weise auf die Tendenz des DCM auswirkte, herausragende Beispiele guter Pflegepraxis zwischen die Mühlsteine von Gesamtindizes der Pflegequalität geraten zu lassen. Diese Beispiele einer affirmativen Praxis wurden kaum hervorgehoben. Obwohl gut dokumentiert ist, dass die MitarbeiterInnen neue Ansätze mit größter Wahrscheinlichkeit dann implementieren, wenn sie positives Feed-back und konstruktive Anregungen erhalten (Horwath/Morrison, 1999), ist der den PERs gewidmete Abschnitt des 97-seitigen DCM-Manuals nur zwei Seiten lang.

1.4 Schlussfolgerung

Seit den frühen 1990er-Jahren hat DCM in einzigartiger Weise zur Evaluation von stationären Dienstleistungen für Menschen mit Demenz beigetragen, indem die Erfahrung und das Erleben der Person mit Demenz an ihren rechtmäßigen Platz im Zentrum der Aufmerksamkeit gerückt wurden. Durch DCM wurde die Notwendigkeit von Entwicklungen in der pflegerischen Versorgung hervorgehoben, die das Wohlbefinden dieser besonderen Gruppe von DienstleistungsnutzerInnen potenziell maximieren. Außerdem wurde darin anerkannt, dass die Selbstbekundungen von Menschen mit Demenz auf Grund ihrer kognitiven Beeinträchtigungen und der vorherrschenden Kultur von Düsternis und Verzweiflung, die Demenzpflege so lange Zeit umgab, wahrscheinlich ungehört bleiben oder abgetan werden. DCM wandte sich gegen die Ansicht, es gäbe «keine Heilung, keine Hilfe und keine Hoffnung» für Menschen mit Demenz (Kitwood/Benson, 1995). Dies geschah primär durch Hervorheben der Begrifflichkeit des «erlebten Wohlbefindens» statt der Begrifflichkeit des «unausweichlichen kognitiven Verfalls», die dem medizinischen Modell der Demenz inhärent ist. Aus all diesen Gründen verfügt DCM über ein enormes Potenzial zur transkulturellen Anwendung.

Beim Aufspüren der theoretischen Ursprünge des DCM ergaben sich drei unterschiedliche Stränge. Der erste besteht in der Kritik des medizinischen Modells durch Kitwood. Diese Kritik diente der Veränderung von Wahrnehmungen sowohl der Person mit Demenz als auch der Natur der Demenz selbst, indem dem Umfeld, den Beziehungen und dem emotionalen Wohlbefinden der Person eine viel bedeutsamere Rolle zugewiesen wurde. Den zweiten Strang bildet die humanistische und ganzheitliche Herangehensweise an die Person mit Demenz, welche auf Anerkennung, Empathie, Wärme und Akzeptanz der Person als Ganzem beruht. Dieser Ansatz galt zu Recht als Durchbruch im Hinblick auf seine Implikationen für die Praxis der Demenzpflege. Beim dritten und weniger oft diskutierten theoretischen Strang geht es um die moralische Entwicklung von Pflegepersonal. In Kitwoods Denken scheint dieser theoretische Bezugsrahmen bei der Entwicklung des DCM an vorderster Stelle gestanden zu haben. In diesem Kapitel wurde dargelegt, Kitwoods methodologischer Standpunkt sei zu dieser Zeit weniger fest in Ideen zur person-zentrierten Pflege begründet gewesen, als man dies hätte erwarten können. Im Ganzen scheinen diese Ideen spätere Arbeiten leicht beeinflusst zu haben. Theorien der moralischen Erziehung und Entwicklung – ein Thema von Kitwoods eigener Dissertation (1977) – scheint die Entstehung des DCM mehr zu verdanken zu haben.

Ein *methodologischer Standpunkt* lässt sich beschreiben als eine Reihe unausgesprochener Annahmen, welche sich gestaltend auf die Auswahl von Forschungsfragen, die Wahl von Methoden und die Interpretation der Ergebnisse auswirken. Eine Reihe gegenwärtiger Beschränkungen des DCM lässt sich auf eine Überbetonung des Einflusses zurückführen, den Pflegende auf die Pflegequalität oder das Wohlbefinden des Patienten insgesamt haben. Pflegequalität beinhaltet auch die moralischen Handlungen eines Managements sowie von Organisationen, Körperschaften des öffentlichen Rechts und Regierungsstellen. Letztlich ist es Formen sozialer Organisation inhärent. Es ist ein Merkmal der meisten Formen sozialer Organisation, dass Pflegetätigkeit unterbewertet wird, körperlich und seelisch belastend ist und nur wenig Gelegenheit zur Karriere bietet. Die Arbeit mit Pflegenden zur Verbesserung der Pflegepraxis sollte auch eine Verpflichtung enthalten, ihr jeweiliges Personsein anzuerkennen und zu respektieren und ihnen auf ihrem Gebiet zu begegnen.

Literatur

Audit Commission (2000): Forget Me Not: Mental Health Services for Older People. Author, London.

Bradford Dementia Group (1997): Evaluating Dementia Care: The DCM Method (7th ed.). University of Bradford, Bradford, England.

Cheston, R. (1998): Psychotherapeutic work with people with dementia: A review of the literature. *British Journal of Medical Psychology, 71*, 211–231.

Fothergill, A. (1989): Heart of Darkness. Open University Press, Buckingham, England.

Freud, S. (1932): New Introductory Lectures on Psychoanalysis. W. W. Norton, New York.

Goldsmith, M. (1996): Hearing the voice of people with dementia: Opportunities and Obstacles. Jessica Kingsley Publishers, London.

Harre, R.; Secord, P. F. (1972): The Explanation of Social Behaviour. Blackwell Publishers, Oxford, England.

Horwath, J.; Morrison, T. (1999): Effective Staff Training in Social Care. Routledge, London.

Innes, A. (1998 a): Behind labels: What makes behaviour «difficult»? *Journal of Dementia Care, 6* (4), 22–25.

Innes, A. (1998 b): Who cares about care assistant work? *Journal of Dementia Care, 6* (6), 33–37.

Jung, C. G. (1977): Psychological types. In: G. Adler, M. Fordham (Eds.), *Collected Works of C. G. Jung* (Vol. 6). Princeton University Press, Princeton, NJ.

Kitwood, T. (1977): Values in Adolescent Life: Towards a Critical Description. Unpublished doctoral thesis, University of Bradford, England.

Kitwood, T. (1990 a): Concern for Others: A New Psychology of Conscience and Morality. Routledge, London.

Kitwood, T. (1990 b): The dialectics of dementia with particular reference to Alzheimer's disease. *Aging and Society, 10,* 177–196.

Kitwood, T. (1991): The Development of a Method for Evaluating Dementia Care through Interaction Mapping. Unpublished extant grant application to the Leverhulme Trust, London.

Kitwood, T. (1994): Lowering our defences by playing the part. *Journal of Dementia Care, 2* (5), 12–14.

Kitwood, T. (1997): Dementia Reconsidered: The Person Comes First. Open University Press, Buckingham, England. [dt.: Demenz. Der person-zentrierte Ansatz im Umgang mit verwirrten Menschen. Hans Huber, Bern; 3., erw. Auflage 2004.]

Kitwood, T. (1998): Professional and moral development for care work: Some observations on the process. *Journal of Moral Education, 27* (3), 401–411.

Kitwood, T.; Benson, S. (1995): The New Culture of Dementia Care. Hawker Publications, London.

Kitwood, T.; Bredin, K. (1992 a): A new approach to the evaluation of dementia care. *Journal of Advances in Health and Nursing Care, 1* (5), 41–60.

Kitwood, T.; Bredin, K. (1992 b): Person to Person: A Guide to the Care of Those with Failing Mental Powers. Gale Centre Publications, Loughton, England.

McLaren, C.; Mellors, C.; Radtke, D. (1991): Faculty of Social Sciences: Directory of Expertise. University of Bradford, Bradford, England.

Packer, T. (2000): Attitudes towards dementia care: Education and morale in health care teams. In: T. Adams, C. Clark (Eds.), *Dementia Care: Partnerships in Practice* (pp. 325–349). Ballière Tindall, London.

Rogers, C. (1961): On Becoming a Person. Houghton Mifflin, Boston.

Sabat, S. R. (2001): The Experience of Alzheimer's Disease: Life through a Tangled Veil. Blackwell Publishers, Oxford, England.

Sabat, S. R.; Harre, R. (1992): The construction and deconstruction of self in Alzheimer's disease. *Aging and Society, 12,* 443–461.

2

Bob Woods und Tracey Lintern [1]
Reliabilität und Validität des DCM

Gestützt durch positive Empfehlungen offizieller Quellen (zum Beispiel Audit Commission, 2000) nimmt die Popularität des DCM stetig zu. In der Folge suchen immer mehr begeisterte PraktikerInnen die Methode in ihrer Arbeit mit Menschen mit Demenz zu nutzen. Viele von ihnen stehen früher oder später vor einer Frage – gestellt vielleicht von Fachkräften, die Erfahrung in anderen Formen von Assessment-Instrumenten haben – etwa mit dem Tenor: Dieses DCM ist ja gut und schön, aber ist es auch reliabel und valide?

Mit zunehmendem Einsatz des DCM in Forschungs- und Auditierungsprojekten suchen in der Forschung Tätige nach Rückversicherung dafür, dass DCM über diese entscheidenden Kennzeichen forschungsbezogener Respektabilität verfügt. In Forschungsarbeiten finden sich üblicherweise Reliabilitäts- und Validitätskoeffizienten zu vielfältigen Messgrößen, als seien diese Merkmale eine intrinsische Eigenschaft des jeweiligen Instruments oder der Skala. Leider ist dies irreführend. Für jede Messgröße hängen Reliabilität und Validität grundsätzlich davon ab, in welchem Kontext sie verwandt wird, wer sie anwendet, bei wem sie angewandt wird und zu welchem Zweck der Einsatz erfolgt. Die genaue Antwort auf obige Frage nach Reliabilität und Validität lautet daher einfach, aber in keiner Weise schlüssig: Es hängt davon ab, …!

Dennoch soll dieses Kapitel zeigen, wie reliabel und valide DCM sein *kann*. Es wird versucht, einige Wege zu beleuchten, auf denen praktisch Tätige diese Merkmale in ihrer Anwendung maximieren können, indem sie gewisse Faktoren klären, von denen Reliabilität und Validität abhängen. Durch individuelles Erörtern jeder dieser Eigenschaften wird ihre mögliche Bedeutung in Bezug auf die Anwendung des DCM betrachtet. Man fühlt sich versucht zu denken, derart esoterische Angelegenheiten seien eigentlich eher eine Angelegenheit des Forschenden oder der Akademikerin als des praktisch Tätigen. Dieses Kapitel soll in der Praxis Tätige mit den notwendigen Informationen zur kompetenten Beantwortung der Frage, ob DCM reliabel und valide ist, versorgen, bevor wir zu wichtigeren Punkten der person-zentrierten Pflege zurückkehren.

---

1 Wir danken der Royal Surgical Aid Society Age-Care für die Unterstützung der von uns durchgeführten Studie, die in diesem Kapitel beschrieben wird.

2.1 Reliabilität

Es gibt verschiedene Formen von Reliabilität. Von unmittelbarem Belang beim DCM ist oft die Interrater-Reliabilität oder Beobachterübereinstimmung. Wenn zwei Personen eine Abbildung der Demenzpflege vornehmen, d. h. gleichzeitig dieselben Menschen mit Demenz beobachten, in welchem Umfang werden dann ihre Ergebnisse übereinstimmen? Würde es einen Unterschied machen, wenn die Beobachtungen des einen statt des anderen Abbildenden verwandt würden? Die Bedeutung dieser Art von Reliabilität hängt stark davon ab, welchen Gebrauch man vom DCM machen möchte. Besteht die Absicht lediglich darin, den MitarbeiterInnen (mittels der Resultate des DCM) ein Feed-back zu geben, um Ideen im Hinblick auf eine Verbesserung der allgemeinen Pflegequalität zu generieren, ist präzises Messen unter Umständen nicht von entscheidender Bedeutung.

Nehmen wir an, jemand in einer Klinik würde auf zwei Waagen gewogen. Zeigen beide, dass der Betreffende übergewichtig ist, und es resultiert eine Diskussion darüber, wie die Person sich körperlich mehr betätigen und sich gesünder ernähren könnte, so ist es unwichtig, ob die Waagen genau übereinstimmen oder nicht. Dies wird dann zum Problem, wenn die Person nach drei Monaten wiederkommt, um ihre Gewichtsabnahme zu kontrollieren. Es wird nun schwer fallen, zu bestimmen, wie groß die Veränderung ist, solange die Vergleiche nicht auf jeweils derselben Waage stattfinden – und niemand die Waagen inzwischen justiert hat. Hätte eine der Waagen ursprünglich dafür gesprochen, dass die Person ein der Körperlänge entsprechendes Gewicht hat, und hätte die andere Waage angezeigt, dass die Person ein ernst zu nehmendes Übergewicht hat, so hätte diese Diskrepanz den Betreffenden daran hindern können, die notwendigen Veränderungen der Lebensweise vorzunehmen. In ähnlicher Weise wird die Interrater-Reliabilität oder Beobachterübereinstimmung beim DCM relevant, und zwar:

1. wenn die Wahrscheinlichkeit besteht, dass Veränderungen über die Zeit von Interesse sein werden

2. wenn die Werte dazu verwandt werden, um Vergleiche zu anderen Pflegeumfeldern oder zu den Richtlinien des DCM-Manuals bezüglich der Wertebereiche und ihrer Implikationen zu ziehen.

Auch die Retest-Reliabilität ist für DCM von Relevanz. Sie spiegelt das Ausmaß wider, in dem ein Abbilden in derselben Umgebung im Abstand von einigen Tagen oder Wochen – also innerhalb eines Zeitrahmens, in dem bedeutsame Veränderungen des Pflegeumfeldes oder der BewohnerInnen nicht erwartet würden – ähnlich ausfiele. Dieser Aspekt der Reliabilität ist wiederum relevant für zeitübergreifende Vergleiche zwischen Settings. Erhielte man unterschiedliche Resultate, wenn das Abbilden ein paar Tage später durchgeführt würde, so kann den über einen längeren Zeitraum beobachteten Veränderungen oder der Tatsache, dass ein Pflegeheim einen höheren Demenzpflegeindex hat als ein anderes, nur geringe Bedeutung zugemessen werden.

Eine niedrige Retest-Reliabilität kann vorkommen, wenn die Interrater-Reliabilität zufrieden stellend ist, und spiegelt unter Umständen die Empfindlichkeit der beobachteten Verhaltensweisen und Attribute gegenüber äußeren Einflüssen wider. So lässt sich zum Beispiel die Länge eines Stücks Metall genau messen, und die verschiedenen Messenden stimmen hinsichtlich seiner Länge präzise überein. An einem wärmeren Tag ergeben sich infolge der Erwärmung des Metalls möglicherweise abweichende Längenmessungen durch die Messenden, und daran zeigt sich die Empfindlichkeit des Metalls für die Umgebungstemperatur. In der Demenzpflege können solche Einflüsse in unterschiedlichen MitarbeiterInnen, dem Ausbruch einer akuten Erkrankung unter BewohnerInnen oder einem besonderen Ereignis im Pflegeheim (zum Beispiel eine Party, ein Konzert oder ein Tagesausflug) bestehen.

2.1.1 Belege für die Reliabilität des DCM

Drei wesentliche Forschungsstudien, die veröffentlicht wurden und auch DCM umfassten, geben einige Hinweise auf die Interrater-Reliabilität. Brooker et al. (1998) berichteten über ein bedeutendes Auditierungsprojekt, bei dem DCM über einen Zeitraum von drei Jahren in einer Reihe professioneller Pflegeumgebungen eingesetzt wurde. Sie bestimmten, dass jede/r teilnehmende DCM-BeobachterIn das Abbilden der Demenzpflege so lange gemeinsam mit einem *Advanced Evaluator* (fortgeschrittene DCM-AnwenderIn) durchführte, bis zwischen diesem und dem DCM-Beobachter ein Konkordanzkoeffizient von 0,8 erreicht worden war. Der Konkordanzkoeffizient ist eine Messgröße für die Übereinstimmung, bei der «0» keine Übereinstimmung und «1» vollständige Übereinstimmung bedeutet. Auch Innes und Surr (2001) beschrieben in ihrem Bericht über den Einsatz des DCM in sechs Wohnheimen bzw. Pflegeeinrichtungen das Erreichen eines Mindestmaßes an Konkordanz, bevor mit dem Prozess des Abbildens begonnen wurde. Sie berechneten die Konkordanz, indem sie die tatsächliche Übereinstimmung zwischen den Beurteilenden durch die maximal mögliche Übereinstimmung dividierten. Ballard und MitarbeiterInnen (2001) berichteten über den Einsatz des DCM zur Evaluation der Pflegeumgebung in zehn Wohnheimen bzw. Pflegeeinrichtungen des privaten Sektors und sieben Wohnheimen bzw. Pflegeeinrichtungen des staatlichen britischen Gesundheitsdienstes (National Health Service, NHS). Ihren Angaben zufolge erreichten alle ihre BeobachterInnen im Laufe einer 6-stündigen Evaluation gemeinsam mit einem erfahrenen Beobachter Kappa-Werte von 0,8 und darüber. Kappa (griech. κ) ist ein oft verwandter Index für die Reliabilität von Messgrößen dieser Art. Er gibt den Grad an Übereinstimmung zwischen Beurteilenden in ihrer Auswahl der Kategorie für jeden Beobachtungszeitraum wieder (Bowling, 1995).

In keiner der drei Studien wurde ausgeführt, für welchen der verschiedenen Kodierungsrahmen die Reliabilitätskoeffizienten berechnet wurden. Diese Information wäre von einigem Interesse. So lässt sich für jeden beobachteten 5-Minuten-Zeitrahmen bei den Verhaltenskategoriekodes unter Umständen leichter Übereinstimmung erzielen als bei dem subjektiveren Wohlbefindlichkeits-Wert (WIB-Wert). Auch wäre es hilfreich zu wissen, ob personale Detraktionen (PDs) oder positive Ereignisse eingeschlossen waren. Von diesen Vorfällen kann innerhalb eines 5-Minuten-Zeitrahmens mehr als einer verzeichnet werden, daher fiele es schwer, die maximal mögliche Übereinstimmung zu spezifizieren. Man beachte: Diese Elemente wurden in den Reliabilitätsberechnungen in der 7. Auflage des DCM-Manuals nicht berücksichtigt (Bradford Dementia Group, 1997). Beinhaltet die Reliabilität WIB-Werte, so ist die Übereinstimmung der Prozentwerte zur Berechnung der Reliabilität nicht ideal, weil Grade fehlender Übereinstimmungen nicht berücksichtigt werden. Nehmen wir zum Beispiel an, die eine DCM-Beobachtungsperson würde einen WIB-Wert von +3 und die andere einen WIB-Wert von +1 dokumentieren; diese Abweichung ist weniger ernst, als lägen die dokumentierten Werte bei +3 bzw. −1. Bei bedeutenden Abweichungen ist ein gewichteter Kappa-Wert besser geeignet.

Ein Kriterium von 70 % Übereinstimmung, wie in der 7. Auflage des DCM-Manuals (Bradford Dementia Group, 1997) vorgeschlagen, lässt die Möglichkeit zu, dass die Beurteilungen durch die Beobachtenden in nahezu einem von drei Fällen nicht übereinstimmen, was als ziemlich lax gelten kann. Im Handbuch wird zugegeben, dass sich dieses Niveau zwar für entwicklungsbezogene Evaluationen eignen könnte, für Forschungsstudien jedoch höhere Werte benötigt würden. Ein Herunterbrechen der Reliabilität auf individuelle Zeitabschnitte und auf Verhaltensweisen innerhalb des Kodierungsrahmens für Verhalten würde Folgendes ermöglichen:

1. Identifizieren häufig auftretender Abweichungen und

2. Entwickeln weiterer operationaler Kriterien und Definitionen, um eine zwischen den einzelnen BeurteilerInnen in sich stimmigere Anwendung zu ermöglichen.

Zwar gibt es einige Belege zur Interrater-Reliabilität, jedoch waren in der Literatur keine Berichte über die Retest-Reliabilität des DCM aufzufinden. Insgesamt gesehen erscheint die gegenwärtige Nachweisbasis für die Reliabilität des DCM trotz einiger ermutigender Hinweise mangelhaft.

2.1.2 Maximieren der Reliabilität des DCM

Die Reliabilität einer jeden Beobachtungsmethode lässt sich durch eine Reihe von Schritten erhöhen.

Erstens sollte jedes zu dokumentierende Verhalten eindeutig definiert und mit Anmerkungen versehen werden, in welcher Weise es sich von anderen, ähnlichen Verhaltensweisen unterscheidet, um Mehrdeutigkeit zu vermeiden. Subjektive Urteile sollten auf ein Mindestmaß reduziert werden. Die umfangreiche Entwicklungsarbeit und mehrfache Überarbeitungen des DCM-Manuals haben eine Weile gebraucht, um eine derartige Klarheit sicherzustellen. Allein durch ihre Art beinhalten WIB-Beurteilungen ein subjektives Element, und dieses evaluative Element ist ein Hauptmerkmal des DCM (Brooker, 1995); durch klare Definitionen und zahlreiche Beispiele sollte jedoch auch auf diesem Gebiet Übereinstimmung zwischen den BeurteilerInnen möglich sein.

Zweitens müssen DCM-BeobachterInnen trainiert werden, um das DCM-Verfahren und Verhaltensdefinitionen zu verstehen, und sie müssen Gelegenheit bekommen, mit erfahrenen BeobachterInnen Beispiele durchzuarbeiten. Diese Anforderung ist stellvertretend für gute Praxis auf diesem Gebiet. Wie bereits vorgeschlagen, sollte ein besonderes Ziel des DCM-Trainings darin bestehen, das eigene Verständnis der WIB-Werte und entsprechende Übereinstimmung mit erfahrenen BeurteilerInnen sicherzustellen.

Drittens ist große praktische Erfahrung bei jeder Beobachtungsmethode von entscheidender Bedeutung, um darin hervorragende Fähigkeiten zu entwickeln. Viele derjenigen, die eine DCM-Ausbildung erfolgreich abschließen, führen nicht genug Abbildungen der Demenzpflege durch, um in der eigentlichen Praxis mit dem Verfahren und seinen Definitionen gründlich vertraut zu werden. Allgemein gesagt, lässt sich die Reliabilität durch den Einsatz erfahrener BeurteilerInnen erhöhen, vor allem, wenn diese regelmäßige Reliabilitätsüberprüfungen durchlaufen, wie im DCM-Manual angeregt. Diese Komponente ist wichtig, da DCM-BeobachterInnen idiosynkratische Interpretationen von Definitionen und Kriterien entwickeln können, wenn sie ihre Beurteilungen nicht regelmäßig anhand der Beurteilungen anderer BeobachterInnen überprüfen.

Viertens ist die Reliabilität einer jeden Beobachtungsmethode im Allgemeinen größer, wenn die Anzahl der zu dokumentierenden Kategorien gering ist. Eine größere Zahl an Verhaltenskategorien, die man sich merken muss, erschwert es, Übereinstimmung zwischen den verschiedenen BeurteilerInnen sicherzustellen. DCM hat eine relativ hohe Anzahl von Kategorien, vor allem, wenn auch die 17 Arten personaler Detraktionen berücksichtigt werden. Es sind Bemühungen unternommen worden, das Memorieren der Kategorien und ihrer jeweiligen Kodes zu erleichtern. Dennoch muss auch an ein paar Entscheidungsregeln gedacht werden. Zum Beispiel führt Schlafen am Tag mit der Zeit zu einem negativeren WIB-Wert; wenn mehrere Kategorien in einem Zeitintervall auftreten, gibt es eine Rangfolge. Damit ist klar, dass DCM mehr Memorieren erfordert als die meisten anderen Beobachtungsmethoden in der Demenzpflege. Nichtsdestoweniger ist der Zeitrahmen von fünf Minuten, innerhalb dessen Beobachtungen gemacht werden, relativ großzügig und gibt gewöhnlich Zeit zum Abwägen der passenden Kategorie.

Fünftens ist die Reliabilität allgemein auch höher, wenn die Aktivität in dem beobachteten Bereich gering ist. Dieser Faktor beeinflusst, wie viele BewohnerInnen beobachtet werden können. Innes und Surr (2001) berichteten über ein gleichzeitiges Abbilden von 5 bis 10 BewohnerInnen. Bei einem stärkeren Kommen und Gehen im Beobachtungsbereich oder bei einer größeren Anzahl von Interaktionen sinkt unweigerlich die Anzahl der BewohnerInnen, die sich noch in zufrieden stellender Weise beobachten lassen. Wenn die zehn beobachteten BewohnerInnen natürlich allesamt in einem Aufenthaltsraum schlummern, ist die Interrater-Reliabilität hoch!

Sechstens kommt es in Beobachtungsstudien oft zu Abweichungen zwischen den BeurteilerInnen, weil einer der Beobachtenden eine bessere Sicht auf ein bestimmtes Ereignis hat als ein anderer. Einen guten Platz zu finden, von dem aus unauffällig beobachtet werden kann, ist für zuverlässige Beurteilungen von entscheidender Bedeutung. Dies ist indessen kein leichtes Unterfangen, vor allem in Pflegeumgebungen, die in Größe und Zuschnitt heimeliger sind.

Siebtens ist Beobachten harte Arbeit, und wenn die Beobachtungsperson müde wird oder sich bei dem zu Beobachtenden unwohl fühlt, kann die Reliabilität darunter leiden. Brooker (1995, S. 154) legte dar: «Eine Beobachtungsstudie in einem Umfeld mit schlechter Pflege durchzuführen, kann eine extrem unangenehme Erfahrung sein.» Regelmäßige Pausen während des Abbildens und Gelegenheiten zum Debriefing mit einem anderen DCM-Beobachter (zur gegenseitigen Unterstützung) sind für eine Aufrechterhaltung der Qualität des Abbildens von entscheidender Bedeutung.

2.2 Validität

Die Validität einer jeden Messgröße spiegelt im Wesentlichen das Ausmaß wider, in dem sie tatsächlich misst, was sie zu messen vorgibt. Man unterscheidet eine Reihe von Validitätsformen (siehe zum Beispiel Bowling, 1997). Die *Inhaltsvalidität* bestimmt, ob die Messgröße den Bereich in seiner Gesamtheit adäquat abdeckt. Ein Aspekt der Inhaltsvalidität ist die *Augenscheinvalidität*, d. h. das Ausmaß, in welchem die Messgröße die Aspekte, die sie messen soll, transparent evaluiert. Durch die Augenscheinvalidität wird ermittelt, ob die Relevanz und Eignung der Messgröße von den AnwenderInnen der Methode leicht erkannt werden. Mittels der *Kriteriumsvalidität* wird ermittelt, in welcher Beziehung die Messgröße zum «Goldstandard», d. h. zur besten gegenwärtig verfügbaren Messgröße steht. Die *konkurrente Validität* beinhaltet die Anwendung der Messgröße neben anderen, bestehenden Messgrößen und die Evaluation ihres Korrelationsgrads. Durch die *prädiktive Validität* wird evaluiert, wie gut die Messgröße zukünftige Unterschiede voraussagt, zum Beispiel: Sagt die WIB-Punktzahl voraus, welche/r der BewohnerInnen von einem Arzt als depressiv diagnostiziert werden wird? Mit der *Konstruktvalidität* werden theoretische Verbindungen getestet, um ein Bild der Validität der Messgröße und der ihr zu Grunde liegenden Theorie zu schaffen. So ließe sich zum Beispiel vorhersagen, dass in Einrichtungen mit niedrigeren Demenzpflegeindizes mehr psychotrope Medikamente verabreicht werden oder dass weniger mobile BewohnerInnen niedrigere WIB-Punktzahlen haben. Die Beispiele zeigen *Konvergenzvalidität*, wenn von theoretisch zusammenhängenden Variablen Korrelation erwartet wird.

Die Betrachtung der Validität von DCM ist kompliziert, da die Messgröße mehrere Attribute zu evaluieren scheint:

1. die relative Menge an Zeit, die mit verschiedenen Aktivitäten zugebracht wird

2. die durchschnittliche WIB-Punktzahl jeder Person mit Demenz

3. den Durchschnitt der WIB-Punktzahlen jeder Person mit Demenz über das Pflegeumfeld hinweg («gruppenbezogene WIB-Punktzahl», Anm. d. Hrsg.)

4. die Verteilung von WIB-Werten über alle beobachteten Personen mit Demenz hinweg, wodurch gezeigt wird, welcher Anteil von Beobachtungen auf welche der sechs WIB-Kategorien entfällt(Anm. des Hrsg.: «WIB-Wert-Profile»)

5. den einrichtungsübergreifenden Demenzpflegeindex als Kombination aus Attribut 3 und der Vielfalt positiver Aktivitäten auf der BCC-Liste, die BewohnerInnen unternehmen (es kann auch ein gewichteter Demenzpflegeindex berechnet werden, der angepasst wurde, um das Verhältnis von MitarbeiterInnen zu BewohnerInnen wiederzugeben, was jedoch selten geschieht).

Die Hauptfragestellungen bestimmter Studien über DCM zeigen, wie sich diese verschiedenen Attribute mit der Methode messen lassen. So berichteten etwa Ballard und MitarbeiterInnen (2001) über die Attribute 3 und 5. Brooker und MitarbeiterInnen (1998) berichteten über die Attribute 3 und 4 und verwandten BCC-Daten für Attribut 1, und Innes und Surr (2001) berichteten über die Attribute 2, 3 und 4 zusammen, mit einigen Aspekten von Attribut 1. Außerdem wurden in den beiden zuletzt genannten Studien auch Zahlenangaben über PDs dokumentiert. Innerhalb dieses Spektrums an Messgrößen und Indizes lässt sich grundsätzlich unterscheiden zwischen dem Einsatz des DCM zur Beschreibung

1. des Individuums mit Demenz, seines Aktivitätsspektrums und seines Grades an Wohlbefinden oder Unwohlsein und

2. der Qualität der Pflegeumgebung.

Der Unterschied liegt also zwischen Lebensqualität und Pflegequalität. In der 7. Ausgabe des DCM-Manuals wies Kitwood darauf hin, dass diese Aspekte in einer Reihe von Szenarien voneinander abweichen, auch wenn unter Umständen von breiter Übereinstimmung ausgegangen werden kann. So überwinden zum Beispiel Menschen mit leichter Demenz bisweilen eine mangelhafte Pflege und bewahren ein hohes Maß an Wohlbefinden, indem sie auf eigene Ressourcen zurückgreifen. Umgekehrt können Störungen der körperlichen Gesundheit oder seit langem bestehende psychische Erkrankungen trotz qualitativ guter Pflege zu relativem Unwohlsein führen. Beim Betrachten der Validität von DCM ist es oft hilfreich, zwischen Validität auf der Ebene des einzelnen Bewohners bzw. der einzelnen Bewohnerin und Validität auf Stationsniveau zu unterscheiden.

(Die hier vorgenommene Unterscheidung zwischen Lebens-und Pflegequalität entspricht nicht ganz den üblichen Vorgaben. In der Regel bezieht sich Pflegequalität eher auf die vorgegebenen Standards entsprechende funktionale Pflege, wogegen Lebensqualität den subjektiven Erfahrungen und Bewertungen der Rezipienten von Pflege Vorrang einräumt. Anm. des Hrsg.)

2.2.1 Ergebnisse von Forschungsstudien zur Validität des DCM

Die Augenschein- und die Inhaltsvalidität ergeben sich anhand der Entwicklung des DCM, zu der auch Feed-back durch AnwenderInnen gehört, und aus seiner weit verbreiteten Akzeptanz als Goldstandard. Während ihres dreijährigen Auditierungs-projekts setzten Brooker und MitarbeiterInnen (1998) einen Akzeptabilitätsfrage-bogen für MitarbeiterInnen *(Staff Acceptability Questionnaire)* ein, von dem über die drei 1-Jahres-Zyklen 260 Stück ausgefüllt wurden. Beim dritten Zyklus waren 100 % der BeantworterInnen der Ansicht, die Ergebnisse des Abbildens zur Verbesserung der Pflege seien von Nutzen. Anfangs waren es 88 % gewesen. Lediglich 10 % gaben hinsichtlich der Evaluation Angst an. Anfangs waren es noch 22 % gewesen.

Die konkurrente Validität auf der Ebene einer Versorgungseinheit (Wohnbereich) wird durch die Beziehung der DCM-Messgrößen der Versorgungseinheit zu anderen Messgrößen der Umgebungsqualität widergespiegelt. Zwar wurden solche Messgrößen in mindestens zwei Studien eingesetzt (Brooker et al. 1998; Lintern et al., 2000 a, 2000 b), sie dienten jedoch eher dem Vergleich individueller WIB-Punktzahlen mit der Vergleichsmessgröße als dem Erstellen eines aggregierten Vergleichs über eine Reihe von Versorgungseinheiten (Wohnbereichen) hinweg. So evaluierten beispiels-weise Brooker und MitarbeiterInnen das Ausmaß von Beteiligtsein und Tätigkeit (engl.: *levels of engagement*) unter Verwendung einer Zeitstichproben-Methodik ähn-lich der von Jenkins et al. (1977) verwandten, um die Qualität von Pflegeumgebungen auszuwerten. Bei dieser Methodik wird alle fünf Minuten während eines Zeitraums von 20 Sekunden eine Entscheidung getroffen, ob die Person beteiligt ist, d.h. aktiv mit der Umgebung interagiert, oder nicht. Brooker und MitarbeiterInnen dokumen-tierten Niveaus des Beteiligtseins bei zehn Personen mit Demenz über einen Zeitraum von sechs Stunden. Die Aufzeichnungen liefen parallel zur üblichen DCM-Methode, was zu einer individuellen WIB-Punktzahl führte, die sich zu dem Prozentsatz an Beobachtungen, bei denen die Person Beteiligtsein zeigte, in Korrelation setzen ließ. Bei diesen zehn Personen waren die WIB-Werte und die Prozentsätze von Beteiligt-sein und Tätigkeit (engl. *engagement*) hoch korreliert (Korrelationskoeffizient $r = 0,08$; Signifikanzniveau $p = 0,01$).

In unserer eigenen Langzeitstudie eines Trainings- und Entwicklungsprogramms in einer Pflegeeinrichtung (Lintern et al., 2000 a, 2000 b) wandten wir ein anderes Beobachtungsverfahren an, und zwar die erweiterte Version des Quality of Inter-actions Schedule (QUIS; Dean et al., 1993). Ebenso wie die Werte für Beteiligtsein und Tätigkeit diente auch dieses Verfahren dem Vergleich verschiedener Pflegeum-gebungen im Hinblick auf den Prozentsatz dokumentierter Interaktionen zwischen MitarbeiterInnen und BewohnerInnen, die qualitativ als positiv eingestuft werden. Wir erweiterten das Spektrum dokumentierbarer positiver Interaktionen, sodass zum Beispiel eine ausgedehnte Unterhaltung höher bewertet wurde als ein kurzer Gruß. Dann dokumentierten wir die Interaktionen für jeden Bewohner einzeln. Dies bedeutete, dass das Erleben von Interaktionen eines jeden Bewohners mit den Mit-arbeiterInnen dokumentiert wurde und sich mit seiner WIB-Punktzahl aus dem DCM vergleichen ließ. Unter Einsatz des DCM und des erweiterten QUIS (**Tab. 4**) wurden 47 BewohnerInnen beobachtet. Die Beobachtungen fanden nicht gleichzeitig, sondern im Abstand von einigen Wochen statt. Positive Korrelationen fanden sich zwischen den WIB-Punktzahlen von BewohnerInnen und MitarbeiterInnen, die sich mit ihnen unterhielten, sowie bei MitarbeiterInnen, die mit dem Bewohner bzw. der Bewohnerin während der persönlichen Pflege sprachen (d. h. mehr als nur ein paar Worte). Diese Ergebnisse zeigten sich nur in den erweiterten QUIS-Kategorien; die ursprünglichen – im klinischen Kontext entwickelten – QUIS-Kriterien erforderten nur ein paar Worte und sind für Wohnheime bzw. Pflegeeinrichtungen zu unempfindlich.

Ferner wandten wir die Life Experiences Checklist an (LEC; Ager, 1990). Es handelt sich dabei um eine Liste mit 50 Punkten, die wichtige, aber möglicherweise seltene Aspekte des Lebens messen soll, indem sie das Ausmaß angibt, in welchem jeder Bewohner an der Art von Aktivitäten teilzunehmen vermag, die von den meisten Menschen gemocht werden, (…) zum Beispiel Ausflüge machen, Kontakt zur Familie haben, ein angenehmes Zuhause haben). Die LEC enthält fünf Subskalen:

1. Zuhause

2. Freizeit

3. Beziehungen

4. Freiheit

5. Chancen.

Tabelle 4: Korrelationen der WIB-Werte des DCM mit dem erweiterten Quality of Interactions Schedule (QUIS; Dean et al., 1993)

Erweiterter QUIS	Korrelation zu DCM
Positiv sozial – Konversation (> 2 min)	0,48 [a]
Positiv sozial – verbal (> 7 Worte)	0,19
Positiv sozial – kurz (< 7 Worte)	0,14
Positive Pflege – Konversation	0,34 [b]
Positive Pflege – verbal	0,32 [b]
Positive Pflege – kurz	0,22
Neutral	−0,15
Negativ protektiv	−0,10
Negativ restriktiv	0,10

($N = 47$; [a] = signifikant bei $p = 0,001$; [b] = signifikant bei $p = 0,05$)

Auch ein Gesamtwert lässt sich berechnen. MitarbeiterInnen, die den jeweiligen Bewohner bzw. die jeweilige Bewohnerin gut kannten, füllten diese Liste aus der Perspektive der Person aus. Zwei der Subskalen zeigten bei 42 BewohnerInnen, bei denen beide Messgrößen verfügbar waren, eine signifikante Korrelation (**Tab. 5**, oberer Teil). «Freizeit» und «Chancen» waren auch die Subskalen mit den niedrigsten Durchschnittswerten. Es mag sein, dass die mangelnde Korrelation mit einigen anderen Subskalen (vor allem «Zuhause») die Uniformität des Lebensumfeldes für die meisten BewohnerInnen widerspiegelt. Die Korrelationen zwischen einigen LEC- und WIB-Punktzahlen sind besonders wichtig im Hinblick auf die verschiedenen Zeitrahmen, die sie evaluieren. Eine Kritik an DCM besteht darin, dass wichtige Ereignisse im Leben der Person, die außerhalb des zweitägigen Abbildens auftreten, unter Umständen verfehlt werden. Der Ausflug in eine Kneipe einmal in der Woche oder die Teil-

Tabelle 5: Korrelationen der WIB-Werte des DCM mit der Life Experiences Checklist (LEC; Ager, 1990), der Depressive Signs Scale (Katone/Aldridge, 1985) und der Adaptive Behaviour Rating Scale (ABRS; Woods/Britton, 1985)

LEC-, Depressive-Signs-Scale- und ABRS-Werte	Korrelation zu WIB-Werten	Stichprobenumfang
LEC – Zuhause	0,09	42
LEC – Freizeit	0,35[a]	42
LEC – Beziehungen	0,16	42
LEC – Freiheit	0,14	42
LEC – Chancen	0,32[a]	42
LEC – gesamt	0,29	42
Depressive Signs Scale	−0,36[a]	47
ABRS – sich kleiden	0,28	47
ABRS – Körperpflege	0,29[a]	47
ABRS – Essen	0,28	47
ABRS – Mobilität	0,29[a]	47
ABRS – Kommunikation	0,03	47
ABRS – Erforderliches bei der Ausscheidung	0,20	47
ABRS – andere erkennen	0,47[c]	45
ABRS – Orientierung	0,42[b]	46
ABRS – Aktivitätsstörung	0,01	47
ABRS – Aggressivität	−0,31[a]	47

([a] = signifikant bei $p = 0,05$; [b] = signifikant bei $p = 0,01$; [c] = signifikant bei $p = 0,001$)

nahme an Festivitäten eines einmal im Jahr kommenden Feiertags beispielsweise gehen zwar in die LEC, nicht aber in DCM ein, daher ist der Grad an Überschneidung zwischen beiden Messgrößen ein nützlicher Beleg für die Validität des DCM.

In Bezug auf die Konstruktvalidität kann beim Nachweis der Konvergenzvalidität eine Reihe von Beziehungen zwischen Variablen von Interesse sein. Brooker und MitarbeiterInnen (1998) untersuchten den Zusammenhang zwischen Abhängigkeitswerten im Clifton Assessment Procedure for the Elderly (CAPE) und individuellen WIB-Punktzahlen. In der Studienversion des CAPE (Pattie/Gilleard, 1979) wird das Ausmaß der Abhängigkeit einer Person beurteilt, und sie wurde von den MitarbeiterInnen vor jedem Zyklus des Abbildens ausgefüllt. In den beiden ersten Zyklen bestand eine signifikante Korrelation zwischen WIB- und CAPE-Werten (–0,7 und – 0,63) dergestalt, dass höhere Abhängigkeitsgrade mit niedrigeren WIB-Werten einhergingen. Dieser Zusammenhang nahm im dritten DCM-Zyklus enorm ab ($r = -0{,}25$), was dafür spricht, dass zu diesem Zeitpunkt der Entwicklung der Einrichtung diejenigen Möglichkeiten besondere Beachtung erfuhren, die das Wohlbefinden bei hochabhängigen Patienten erhöhen können.

In unserer Studie evaluierten wir funktionelle Fähigkeiten unter Einsatz der Adaptive Behaviour Rating Scale (ABRS) (Ward et al., 1991; Woods/Britton, 1985) und konnten dadurch den Zusammenhang zwischen individuellen WIB-Punktzahlen und dem Profil der funktionellen Kapazität der Person evaluieren. Die ABRS wurde von MitarbeiterInnen ausgefüllt, die den Bewohner bzw. die Bewohnerin gut kannten. Generell gingen höhere WIB-Punktzahlen mit niedrigeren Beeinträchtigungsgraden einher (Tab. 5, unterer Teil). Dieser Befund war interessant in Bezug auf Körperhygiene und Mobilität; kognitive Aspekte, wie Orientierung und Erkennen anderer, zeigten den höchsten Verbindungsgrad. Interessant ist die Feststellung, dass Schwierigkeiten in der Kommunikation nicht mit den WIB-Punktzahlen zusammenhingen. BewohnerInnen mit einem höheren Grad an körperlicher und verbaler Aggression hatten niedrigere WIB-Punktzahlen, was die Auswirkungen der Verwirrung und des Distress auf das Wohlbefinden widerspiegelt. Auch die Depressive Signs Scale (Katona/Aldridge, 1985) wurde eingesetzt. Dies ist eine validierte Messgröße für Depression, die von den MitarbeiterInnen ausgefüllt wird, da sie sich eher auf die beobachtbaren Zeichen einer Depression als auf Eigenangaben konzentriert. BewohnerInnen mit höheren Depressionsgraden hatten auch signifikant niedrigere WIB-Punktzahlen (Tab. 5).

2.2.2 Betrachtungen über zukünftige Forschung zur Validität des DCM

Im vorangehenden Abschnitt wurden Belege erörtert und ausgewertet, die für einen Zusammenhang zwischen individuellen WIB-Punktzahlen und Aufzeichnungen von Beteiligtsein und Tätigkeit (engl. *engagement*) und der Qualität von Interaktionen aus anderen Beobachtungsmethoden sprechen. Vor allem in Bezug auf den Zusammenhang mit Abhängigkeitsgraden bedarf es jedoch in all diesen Bereichen noch weiteren Belegmaterials. Ein Anheben der WIB-Werte von Menschen mit geringerer Abhängigkeit bis zu einem Grad, der den Zusammenhang zwischen WIB-Punktzahl und

Abhängigkeit verringert, hat bedeutende Implikationen für ein Anheben der Pflegequalität bei denjenigen mit den höchsten Abhängigkeitsgraden. In Bezug auf Lebensqualitätsmessgrößen für Menschen mit Demenz, die sich gemeinsam mit der Person ausfüllen lassen, wurde erhebliche Entwicklungsarbeit geleistet, zum Beispiel in Form der Quality of Life in Alzheimer's Disease (QOL-AD) von Logsdon et al. (1999). Vergleiche von Werten dieser Messgrößen mit WIB-Werten wären von großem Interesse.

Allmählich tauchen Belege auf, die die Validität der individuellen WIB-Punktzahlen unterstützen, wenig scheint jedoch im Hinblick auf Gesamtbeurteilungen der Umgebungsqualität unter Einsatz des DCM bekannt. So berichteten zum Beispiel Ballard und MitarbeiterInnen (2001) über Demenzpflegeindizes für 17 Pflegeumgebungen. Sie kamen zu dem Schluss, dass die Pflegestandards niedrig sind, da auf der Grundlage des in der 7. Auflage des DCM-Manuals angegebenen Bewertungsspektrums allesamt als «radikal veränderungsbedürftig» oder «stark veränderungsbedürftig» eingestuft wurden. Indessen ist unklar, wie dieses Bewertungsspektrum und die Deskriptoren hergeleitet wurden. Im Manual werden keine Normen als solche angeführt, obwohl diese Bewertungsspektren wahrscheinlich auf reichlicher Erfahrung mit der Methode beruhten. In Ballards Studie schienen die Einrichtungen des National Health Service (NHS) die schlechteste Pflegequalität zu bieten (alle bedurften «radikaler Veränderungen»), jedoch spiegeln die niedrigeren Bewertungen unter Umständen die Tatsache wider, dass die BewohnerInnen in diesen Pflege-Settings kognitiv und vom Verhalten her stärker beeinträchtigt waren als in anderen Settings. Es sind Studien erforderlich, in denen eine große Anzahl von Pflege-Settings unterschiedlicher Qualität auf DCM-Indizes und andere Umgebungsmessgrößen wie etwa die von Moos und Lemke (1984) entwickelten Multiphasic Environmental Assessment Procedure Scales oder die von Bowie et al. (1992) entwickelten Skalen hin verglichen wird.

Ferner sollte eingehender betrachtet werden, ob DCM ein effektives Vehikel für Veränderungen – zur Verbesserung der Pflegequalität – ist. Hebt es Bereiche von Veränderung hervor, die sich tatsächlich auf das Erleben und die Lebensqualität von Menschen mit Demenz auswirken? Ist es ein für diesen Zweck valides Instrument? In mehreren Studien wurde dargelegt, dass ein Feed-back bei DCM, das zu einem von den MitarbeiterInnen entwickelten und umgesetzten Handlungsplan führt, auch beobachtbare Veränderungen ergibt. Größtenteils wurden diese Veränderungen jedoch durch eine weitere DCM-Runde (z. B. Barnett, 2000; Brooker et al., 1998; Lintern et al., 2000 a, 2000 b) ausgewertet und liefern nur wenige Belege aus anderen Quellen, um die Veränderungen zu untermauern. Unsere Studie zeigte, dass sich die Einstellungen und Pflegefertigkeiten der MitarbeiterInnen verbesserten, jedoch schienen viele dieser Veränderungen eher die Folgen von Personalschulung als das Ergebnis eines DCM-Feed-back und Handlungsplans zu sein.

Darüber hinaus bedarf es weiterer Forschung im Hinblick auf die Wechselwirkungen gewisser Aspekte des DCM und seiner Validität. Zunächst einmal findet das Abbilden aus guten ethischen Gründen nur in öffentlichen Bereichen von Pflegestationen statt. Schränkt dieser Faktor die Validität der Methode ein? Ist privat gegebene Pflege von anderer Qualität als die in öffentlichen Bereichen sichtbare? Wenn BewohnerInnen lieber zunehmend Zeit in den eigenen Räumen verbringen, wird es dann auch immer schwieriger, valide abzubilden? Diese Fragen gelten natürlich für jede Beobachtungsmethode.

Zusätzlich wäre es hilfreich, mehr Informationen darüber zu haben, wie viel Abbilden erforderlich ist, um ein valides Bild eines Individuums oder einer Umgebung als Ganzes zu ergeben. Da im Allgemeinen zwei Beobachtungstage erforderlich sind, werden oft die Kosten als Grund dafür angegeben, DCM nicht einzusetzen. Genügt ein Tag? Eine Stunde? Oder sind zwei Tage tatsächlich nicht ausreichend, um zu einer validen Beurteilung der Pflegeumgebung oder des Wohlbefindens der Person zu gelangen? Gerade Letzteres zeigt unter Umständen eine starke Fluktuation von einem Tag zum anderen, und DCM eignet sich – wie bereits erwähnt – nicht zur Evaluation seltener, aber bedeutsamer positiver oder negativer Ereignisse im Leben eines Menschen, die beträchtliche Auswirkungen auf die Lebensqualität haben können.

Und schließlich verhalten sich – wie bei allen Beobachtungsmethoden – Menschen mit Demenz und MitarbeiterInnen möglicherweise anders, sobald eine Beobachtungsperson anwesend ist. Wie Brooker anmerkte, besteht alles, was die oder der Beobachtende unter Umständen tut, darin, «sie anzuschauen, und mich anzuschauen» (1995, S. 145); durch die bloße Anwesenheit der Beobachtungsperson hört die Situation auf, normal oder natürlich zu sein. Diesem Faktor lässt sich begegnen, indem über einen erweiterten Zeitraum abgebildet wird und die Ergebnisse zu Anfang und in einem späteren Stadium des Prozesses miteinander verglichen werden. Es wird vorausgesagt, dass Reaktivitätseffekte mit der Zeit nachlassen. Trotz der Überzeugung vieler DCM-BeobachterInnen, dass niemand ihnen etwas vormacht, ist es schwer, sich des Ausmaßes dieses Effekts ohne weitere Validierung durch Methoden, die sich nicht der Beobachtung bedienen, gewiss zu sein.

2.3 Schlussfolgerungen

Die Belege zur Reliabilität und Validität des DCM müssen dem Reichtum dieses Ansatzes erst noch gerecht werden. Auch wenn es schon einiges ermutigendes Material gibt, bestehen bedeutsame Wissenslücken. AnwenderInnen müssen sorgfältig darauf hingewiesen werden, dass sich Ergebnisse bei einem Einsatz des DCM nicht notwendigerweise auf andere Anwendungen verallgemeinern lassen.

Literatur

Ager, A. (1990): Life Experiences Checklist. NFER-Nelson, Windsor, England.

Audit Commission (2000): Forget Me Not: Mental Health Services for Older People. Author, London.

Ballard, C.; Fossey, J.; Chithramohan, R.; Howard, R.; Burns, A.; Thompson, P.; Tadros, G.; Fairbairn, A. (2001): Quality of care in private sector and NHS facilities for people with dementia: cross-sectional survey. *British Medical Journal*, 323, 426–427.

Barnett, E. (2000): Including the Person with Dementia in Designing and Delivering Care: ‹I need to be me!› Jessica Kingley Publishers, London.

Bowie, P.; Mountain, G.; Clayden, D. (1992): Assessing the environmental quality of long-stay wards for the confused elderly. *International Journal of Geriatric Psychiatry, 7,* 95–104.

Bowling, A. (1995): Measuring Disease. Open University Press, Buckingham, England.

Bowling, A. (1997): Measuring Health (2nd ed.). Open University Press, Buckingham, England.

Bradford Dementia Group (1997): Evaluating Dementia Care: The DCM Method (7th ed.). University of Bradford, Bradford, England.

Brooker, D. (1995): Looking at them, looking at me: A review of observational studies into the quality of institutional care for elderly people with dementia. *Journal of Mental Health, 4,* 145–156.

Brooker, D.; Foster, N.; Banner, A.; Payne, M.; Jackson, L. (1998): The efficacy of dementia care mapping as an audit tool: Report of a 3-year British NHS evaluation. *Aging and Mental Health, 2* (1), 60–70.

Dean, R.; Proudfoot, R.; Lindesay, J. (1993): The Quality of Interactions Schedule (QUIS): Development, reliability, and use in the evaluation of two domus units. *International Journal of Geriatric Psychiatry, 8,* 819–826.

Innes, A.; Surr, C. (2001): Measuring the well-being of people with dementia living in formal care settings: the use of dementia care mapping. *Aging and Mental Health, 5,* 258–268.

Jenkins, J.; Felce, D.; Lunt, B.; Powell, E. (1977): Increasing activity of residents in old people's homes by providing recreational materials. Behaviour Research and Therapy, 15, 429–434.

Katona, C. L. E.; Aldridge, C. R. (1985): The dexamethasone suppression test and depressive signs in dementia. *Journal of Affective Disorders, 8,* 83–89.

Lintern, T.; Woods, B.; Phair, L. (2000 a): Before and after training: A case study of intervention. *Journal of Dementia Care, 8* (1), 15–17.

Lintern, T.; Woods, B.; Phair, L. (2000 b): Training is not enough to change care practice. *Journal of Dementia Care, 8* (2), 15–17.

Logsdon, R.; Gibbons, L. E.; McCurry, S. M.; Terri, L. (1999): Quality of life in Alzheimer's disease: Patient and caregiver reports. *Journal of Mental Health and Aging, 5* (1), 21–32.

Moos, R. H.; Lemke, S. (1984): Multiphasic Environmental Assessment Procedure. Stanford University Press, Standford, CA.

Pattie, A.; Gilleard, C. J. (1979): Manual of the Clifton Assessment Procedures for the Elderly. Hodder & Stoughton, London.

Ward, T.; Murphy, E.; Procter, A. (1991): Functional assessment in severely demented patients. *Age and Aging, 20,* 212–216.

Woods, R. T.; Britton, P. G. (1985): Clinical Psychology with the Elderly. Croom Helm, London.

3

Lisa Heller
Der Einsatz des DCM in Settings der Gesundheits- und Sozialfürsorge

> Eine Vision ohne Aufgabe ist ein Traum.
> Eine Aufgabe ohne Vision ist stumpfsinnige
> Plackerei. Aber eine Vision mit einer Aufgabe
> kann die Welt verändern.
> *Black Elk (1863–1950), Häuptling der Oglala-*
> *Sioux, zugeschrieben*

In Bezug auf DCM lässt sich das Wort *Kultur* einfach definieren als «die Art, Dinge zu tun». Die Untersuchung von Teilen einiger Definitionen des Begriffs im Wörterbuch fördert jedoch beträchtliche Vielfalt zu Tage. In *The Little Oxford Dictionary* (Waite, 1998) wird *Kultur* definiert als «intellektuelle und künstlerische Leistung und Ausdruck», während die Definition im *New Oxford Dictionary of English* (Pearsall, 2001) lautet: «…antrainierter und verfeinerter Wissensstand, Umgangsformen und Ausprägungen des Geschmacks, phasenweise vorherrschend zu einer Zeit oder an einem Ort. Wird durch Training vermittelt.» Das *Merriam-Webster's Collegiate Dictionary* besagt, *Kultur* sei «…das integrierte Muster an Wissen, Überzeugung und Verhalten, das abhängt von der Fähigkeit des Menschen, zu lernen und Wissen an nachfolgende Generationen weiterzugeben». Und die Definition im *Cassell's English Dictionary* (1979) schließlich lautet: «der Akt des Land-Bestellens».

Aus diesen Definitionen geht ein weiter gefasstes Bild von *Kultur* hervor. Es ist ein «integriertes Muster» – das Lernen, Disziplin und Training – und «den Boden zu bereiten» – impliziert. DCM für Verhaltensänderungen einzusetzen, erfordert ein Verständnis:

1. der gewünschten Kultur (d.h. der «neuen Kultur» der Demenzpflege; Kitwood/ Benson, 1995) und

2. der in jedem Setting vorherrschenden Kultur.

Manchmal kann es eine weise Entscheidung sein, DCM aus kulturellen Gründen nicht durchzuführen:

Die MitarbeiterInnen von Maple verhandelten mit den DCM-AbbilderInnen, ob ein zweites Mal abgebildet werden sollte. Das Team hatte den Eindruck, es wäre nicht angemessen, abermals abgebildet zu werden, da in Maple allzu gebrechliche Personen versorgt würden und die DCM-BeobachterInnen mit den Patienten nicht vertraut wären. Manchen MitarbeiterInnen hatte das Abbilden beim ersten Mal derart missfallen, dass sie ankündigten, sich im Falle eines zweiten Abbildens krankschreiben zu lassen.

Wie konnten die DCM-AbbilderInnen erreichen, dass die MitarbeiterInnen eine Fortführung des Abbildens akzeptierten? Es bedurfte des Verständnisses für die Grundlage der Ängste des Personals und seiner Wissens-, Überzeugungs- und Verhaltensmuster, d. h. für die Kultur des Pflegeumfeldes. Daher wurden die folgenden Schritte unternommen:

- Um die Verhandlungen unter geringerem Druck führen zu können, war es notwendig, die geplanten DCM-Durchläufe auszusetzen.

- Das DCM-Team traf sich mit den MitarbeiterInnen aus der Pflege und stellte fest, dass deren vorrangig geäußertes Bedürfnis in weiterem Training bestand. Niemand von den MitarbeiterInnen hatte spezielles Training in Demenzpflege oder personzentrierter Pflege. Sie hatten den Eindruck, als hackte man besonders auf ihnen herum, weil sie keine Fachleute waren. Die Kultur in Maple war defensiv geworden; die MitarbeiterInnen waren demoralisiert, und ihnen fehlte die Fähigkeit, ohne Hilfe von außen, gegen die sie Widerwillen empfanden und die sie fürchteten, eine Änderung herbeizuführen.

  Ein anderes MitarbeiterInnen-Team in Rosa Lea, einem Assessment-Center, verhandelte über ein zweites Abbilden. «Ich denke, wir sollten es tun», sagte jemand aus dem Team. «Es lehrt uns, wie es sich anfühlt, beobachtet zu werden, was dem entspricht, was unsere Patienten erleben.»

In diesem Wohn- und Pflegebereich war eine hinreichende Anzahl MitarbeiterInnen vom Wert des DCM überzeugt, weil sie gründlich vorbereitet worden waren. Vier MitarbeiterInnen, darunter der Manager, waren ausgebildete DCM-BeobachterInnen; die MitarbeiteInnen des Wohn- und Pflegebereiches hatten mehrere kurze DCM-Durchläufe für die Praxis absolviert. Auch hatten sie mehrere Artikel über personzentrierte Pflege und DCM gelesen. Die Kultur in der zweiten Einrichtung war offener als in der ersten. Die MitarbeiterInnen waren an Schulung und Training gewöhnt und spürten die Notwendigkeit weiterer Hilfe. Eine genügende Anzahl von ihnen stand dem Ethos des DCM und einer person-zentrierten Grundhaltung bereits wohlwollend gegenüber.

3.1 Betrachtungen zur Personal- und Pflegekultur

DCM ist nicht wertfrei (Bradford Dementia Group, 1997). Es liefert nicht einfach nur ein bloßes Spiegelbild dessen, was in einem Pflege-Setting geschieht. Es ist ausgelegt, um gewisse Werte zu verkörpern, nämlich die eines person-zentrierten Pflegeansatzes und person-zentrierter MitarbeiterInnen, und zwar sowohl in seiner Darbietung als auch in dem Zweck, aus dem es durchgeführt wird. Mit dem Ziel der Verbesserung ermöglicht es ein machtvolles und praktisches Verstehen dessen, was in einer Versorgungseinheit vor sich geht. Damit dieser Prozess effektiv ist und DCM nicht einfach nur die MitarbeiterInnen der Versorgungseinheit unter Druck setzt, sollten alle an der unmittelbaren Pflege Beteiligten sowie diejenigen, die Pflege managen, in Auftrag geben und Standards setzen, am DCM-Prozess beteiligt werden. ÄrztInnen und leitende Pflegepersonen haben starken Einfluss auf die Kultur des Settings und sollten daher einbezogen werden. Wie Marshall feststellte, ist eine vorhandene Pflegeausbildung unter Umständen nicht hinreichend: «Viele für die Genehmigung und Inspektion zuständige Beamte und […] Manager wurden […] lange vor der Entwicklung optimistischerer Demenzpflegemodelle ausgebildet, und vielen von ihnen sind sie bis heute unbekannt» (2001, S. 410).

3.2 Betrachtungen zur Pflegekultur in dem zu evaluierenden Setting

Wird eine DCM-Evaluation für ein bestimmtes Umfeld vorgeschlagen, müssen die BeobachterInnen empfänglich für die aktuelle Pflegekultur sein. Die Leiterin einer Station in einer Klinik hatte hart daran gearbeitet, auf Station person-zentrierte Pflege einzuführen. Beim Erwägen einer DCM-Evaluation sagte sie:

> Die Formulierung ‹neue Kultur der Demenzpflege› impliziert, dass unsere gegenwärtige Kultur falsch ist. Ich möchte dem Team meiner Mitarbeiterinnen vermitteln, dass vieles von dem, was sie tun, gut ist, und dass sie nicht alles über Bord werfen müssen.

Diese Managerin verstand, dass person-zentrierte Pflege die Wertschätzung der MitarbeiterInnen und ihrer Fertigkeiten, die sie in ihre Arbeit einbringen, erfordert. Sie glaubte, DCM müsste auf eine Weise durchgeführt werden, die für eine solche Würdigung empfänglich ist. In dieser Situation sprachen die mit DCM BeobachterInnen nicht von der Einführung einer neuen Kultur, sondern unterstützten die Kultur, die bereits unterhalten und «beackert» wird.

Packer zufolge gibt es…

> …Orte, an denen ‹die person-zentrierte Sprache gesprochen wird›, aber ‹nicht der person-zentrierte Weg gegangen wird› […] Die Sorgen der in der Pflege Tätigen, von denen tagtäglich erwartet wird, mit dem Vorhandenen zurecht zu kommen, sollten in der Tat sehr ernst genommen werden. Solange dies nicht geschieht, ist person-zentrierte Pflege durch ‹Entwicklungstörungen› gefährdet und wird auf einem Meer des Burn-out und der Apathie von MitarbeiterInnen dahintreiben. (2000, S. 19–20)

DCM kann den Bedarf an bestimmten Veränderungen hervorheben, und deren Implementieren erfordert weit reichende Entwicklungen in der Kultur von Pflege, die der Unterstützung der MitarbeiterInnen in der gesamten Einrichtung bedürfen.

3.3 Einflüsse auf die Kultur einer Pflegeumgebung

Die Kultur jedes Settings wird durch eine Reihe von Faktoren bestimmt, die im Folgenden eingehend beschrieben werden.

3.3.1 Gesellschaft

Pflegeeinrichtungen – große und kleine – sind dem kulturellen Einfluss der breiteren Gesellschaft unterworfen. Einstellungen gegenüber Alter und Demenz beeinflussen die pflegerische Versorgung (Kitwood, 1997). Tendenziell gelten ältere Menschen als weniger wertvoll und weniger fähig, in der Familie und am Arbeitsplatz ihren Beitrag zu leisten. Vorurteile gegen das Alter gibt es in vielen Gesellschaften, in denen ältere Menschen als unfähig und lästig gelten. Diskriminierung arbeitet sowohl auf personeller als auch auf struktureller Ebene gegen sie. Kitwood beschrieb die Wege, auf denen Menschen mit irgendeiner Form der Behinderung in vielen Kulturen tendenziell depersonalisiert werden. Mit dem Wort «senil» werden sogar diejenigen abgewiesen, bei denen eine Demenz diagnostiziert wurde, die jedoch nicht alt sind. Für eine richtige Pflege von Menschen mit Demenz wurden zu wenig Ressourcen zur Verfügung gestellt, und eine Fachausbildung für die anspruchsvolle Aufgabe des Fürsorgens für Menschen mit Demenz wird nicht entwickelt.

3.3.2 Das Ethos der Einrichtung

Einzelne Pflegeeinrichtungen sind gewöhnlich Teil größerer Organisationen und beziehen ihr Ethos tendenziell aus der übergeordneten Einrichtung. Die Beziehungen und Bedingungen für Beschäftigte – ebenso wie die Standardpraxis für die Behandlung von PatientInnen, Verwandten und BesucherInnen – haben einen ebensolchen Einfluss wie das Aufstellen von Regeln und das Setzen von Standards.

3.3.3 Die Wohn- und Pflegegruppe selbst

Jede Wohn- und Pflegegruppe, selbst wenn sie Teil einer größeren Einrichtung ist, wie zum Beispiel eine Station in einer Klinik oder ein Tageszentrum in einer Assessment Unit, kann gewöhnlich auf subtile und dennoch wichtige Weisen ihre eigene Kultur bestimmen, wie etwa den Oberflächendekor (zum Beispiel Fotos, Spiegel, Blumen, Ausschildern oder Farbkodieren von Bereichen und Räumen, Fußbodenbeläge). Oft werden auch Routinen und der Einsatz von Ressourcen durch Wohn- und Pflegegruppen bestimmt. So kann zum Beispiel Musik gespielt und zu Tanz und Bewegung angeregt werden. Außerdem kann eine Wohn- und Pflegegruppe für Gegenstände zum Anschauen, Berühren, Besänftigen oder Anregen sorgen. Und schließlich bestimmen Wohn- und Pflegegruppen bis zu einem gewissen Grad, wie BesucherInnen behandelt werden. Sind sie willkommen, oder gelten sie als problematisch?

3.3.4 Das Umfeld des Pflege-Settings insgesamt

Die Architektur des Pflege-Settings hat sowohl auf die EmpfängerInnen von Pflege als auch auf die Pflegenden bedeutsame Auswirkungen (Fleming, 1993). Das Gesamtumfeld ist für die Organisation und die Pflege von enormer Bedeutung.

Einerseits spiegelt ein mit Freiwilligen besetztes örtliches Tageszentrum die Kultur der PflegeempfängerInnen wahrscheinlich stärker wider als eine große Station in einer Klinik. Freiwillige und Ortsansässige bringen ihre Geschichte mit zur Arbeit. Dialekt, Akzent und die Bedeutung von Worten können auf einer lokalen Ebene bedeutsam sein. So ist zum Beispiel «love» [etwa: «mein/e Liebe/r» oder «mein/e Gute/r», Anm. d. Ü.] in manchen Gegenden Englands eine allgemein akzeptierte Form der Anrede für Personen. Solche Begriffe können in lokalen Umgebungen trösten, an anderer Stelle jedoch zu Missverständnissen führen.

Andererseits bringt die Station eines Krankenhauses ihre eigene Geschichte mit ein. Ursprünglich kann es sich um ein Heim gehandelt haben, das unter Umständen noch einige der Kennzeichen alter «Nightingale'scher» Stationen trägt: lange Räume, vielleicht mit 20 Betten, getrennt nur durch einen Stuhl, ein Schränkchen und einen Vorhang – und keinerlei Privatsphäre. Manchmal nutzt das Management einer örtlich errichteten Klinik Möglichkeiten, die durch Wissen vor Ort geboten werden, und lädt zur Beteiligung durch die Gemeinde ein. Zu anderen Gelegenheiten ersetzt es die alte, graue Einrichtung einfach durch eine neue, rosafarbene.

3.3.5 Entscheidungen auf lokaler Ebene

Folgende Szene zeigt die Wirkung von Entscheidungen, die auf lokaler Ebene getroffen wurden:

> Gegen Ende des Rechnungsjahres wurden zwei Wohn- und Pflegegruppen darüber informiert, dass ihre Budgets noch nicht ausgeschöpft waren. Die Station in der Klinik bestellte eine Waage und drei Blutdruckmessgeräte. Das Heim der Sozialfürsorge bestellte neue Vorhänge für den Gemeinschaftsraum und dazu passende Kissenbezüge. Auf den Vorschlag hin, dass beide Wohn- und Pflegegruppen etwas für die PflegeempfängerInnen kaufen sollten, bestellte die Klinikstation neue Röcke und Hosen, und das Heim der Sozialfürsorge bestellte Pflanzen für die Terrasse.

Die Pflanzen wurden zu einem Brennpunkt des Pflanzens, Pflegens und Beobachtens. Mit ein klein wenig Anschub war diese Gruppe in der Lage, ihr Geld auf eine kreative Weise zu nutzen, die das Potenzial fortlaufender Entwicklung enthielt.

3.3.6 Das Budget

Sowohl in Settings der Gesundheitsversorgung als auch in Settings der Sozialfürsorge gibt es Richtlinien und Einschränkungen hinsichtlich der Verwendung eines Budgets. Und doch spiegelt die Art, in der ein Budget verwandt wird, oft die Kultur einer

Versorgungseinheit wider. Eine Station in einer Klinik beschloss, zwei ihrer Hilfskräfte in einer Tagesschicht zu beschäftigen, um die Phasen stärkster Arbeitsbelastung auf dieser Station abzudecken. Ein Pflegewohnheim stellte Teilzeitkräfte ein, die nur nachts arbeiten wollten. Die Art und Weise, in der selbst begrenzte Ressourcen eingesetzt werden, kann weit reichende Auswirkungen auf die Pflegekultur haben.

3.3.7 Das Management

Die Erwartungen und die Haltung des Managers bestimmen ganz entscheidend darüber, wie DCM in einer Versorgungseinheit funktioniert. Die Ergebnisse jeglicher DCM-Initiativen hängen von dem Ausmaß der Unterstützung von MitarbeiterInnen durch das Management ab, um ein Sich-Beschäftigen mit dem Feed-back und die Mobilisierung verfügbarer Ressourcen zu ermöglichen:

> Im Anschluss an eine vollständige DCM-Evaluation in einem Heim der Sozialfürsorge waren einige der Pflegenden verärgert darüber, dass das Abbilden aufzeigte, dass eine Person in der Wohn- und Pflegegruppet stärker unter Unwohlsein gelitten zu haben schien als andere. Die Pflegenden führten an, der Bewohner sei krank gewesen, gestürzt, habe schlecht geschlafen usw. Was erwarteten die DCM-Beobachter? Könnte man nicht eine Ausnahme machen? Es schien, als würde das Abbilden bestätigen, was in den Köpfen der MitarbeiterInnen war. Die Managerin wies auf die Übereinstimmung hin zwischen dem, was die Pflegenden sagten, und dem, was das Abbilden zeigte. Sie beschloss, am selben Tag den Arzt zu rufen, um den Bewohner medizinisch regelrecht durchuntersuchen zu lassen, und zu versuchen, die Ergebnisse zu ordnen.

Die Managerin erkannte, dass die Ergebnisse zutrafen. Sie validierte auch das Gefühl des Versagens, das von ihrem MitarbeiterInnen-Team zum Ausdruck gebracht wurde. Sie verstand, dass die Übereinstimmung zwischen den Ergebnissen und den Wahrnehmungen der MitarbeiterInnen vermerkt werden musste, und dass die Unterstützung sowohl für ihr Team als auch für DCM nicht des Herumdiskutierens, sondern des Handelns bedurfte.

3.3.8 Das Team der MitarbeiterInnen

Mit Führung und Förderung durch den Manager kann das Team einer Wohn- und Pflegegruppe beträchtliche Elemente kreativer Veränderung schaffen:

> Bei der DCM-Evaluation einer Pflegegruppe wurde festgestellt, dass die Mahlzeiten für alle unbequem und schwierig waren. Infolgedessen führte die Einheit «therapeutische Mahlzeiten» ein. Dies waren speziell konzipierte Mahlzeiten, für die jedes Mal einsatzfreudige MitarbeiterInnen ausgesucht wurden. Mit einer sorgfältig gewählten Gruppe von BewohnerInnen wurden die Mahlzeiten in einem separaten Essbereich eingenommen. Das Menü wurde unter Berücksichtigung der Bedürfnisse einzelner BewohnerInnen ausgewählt, zum Beispiel Finger Foods, besonders bevorzugte Kuchen usw. Ein Spektrum an Musik und Tischdekoration wurde zur Verfügung gestellt, und es sollte keine Unterbrechungen geben.

Die Pflegenden waren dafür verantwortlich, die BewohnerInnen dazu zu bringen, so unabhängig wie möglich zu essen, und sie ermutigten sie zu sozialer Interaktion und nahmen selbst daran teil. Die MitarbeiterInnen nahmen ihre Mahlzeit an der Seite der BewohnerInnen ein. Therapeutische Mahlzeiten waren konzipiert, um eine Reihe von Themen anzusprechen, die durch die DCM-Evaluation aufgeworfen worden waren. Normalerweise beschäftigte MitarbeiterInnen, die zu «Aufgabenorientiertheit» neigten und zu den Mahlzeiten leicht ablenkbar waren, wurden dazu angehalten, den BewohnerInnen zu helfen und sie zu unterstützen. MitarbeiterInnen und BewohnerInnen genossen die gemeinsame Zeit, abseits von dem Hin und Her und der Verwirrung des üblichen Speisesaals, wo die Barrieren des «Wir und sie» niedriger waren und sie echte soziale Kontakte eingehen konnten.

In dieser Wohn- und Pflegegruppe überdachten die MitarbeiterInnen ihre eigenen Rollen und hatten den Einfluss ihrer eigenen Routinen und Handlungen auf diejenigen, denen sie dienten, erkannt.

3.3.9 Einzelne MitarbeiterInnen

Eine Pflegende bemerkte im Gespräch über die therapeutischen Mahlzeiten in ihrer Wohngruppe:

Das Problem besteht darin, dass nur die handlungsfähigeren BewohnerInnen zu den Mahlzeiten eingeladen werden, dabei sollte jeder eine Chance haben, dorthin zu kommen. Wenn gewisse BewohnerInnen ein bisschen mehr Hilfe benötigen, ginge ich gerne mit ihnen.

Einzelpersonen können einige dieser lokalen, kulturellen Veränderungen bewirken. Erhielte sie Unterstützung, hätte diese Mitarbeiterin das Potenzial, die Leitung dahingehend zu beeinflussen, dass diese Änderungen greifen, und könnte darüber hinaus ihre KollegInnen beeinflussen.

3.3.10 Erwartungen

Die Erwartungen der in der Pflege Tätigen und der Patienten helfen, den Stil der Wohn- und Pflegegruppe zu formen, und tragen zu ihrer Kultur bei:

Ein Team von MitarbeiterInnen in einer Wohngruppe bereitete sich auf seine erste DCM-Evaluation vor. Für den ersten Nachmittag des Abbildens wurde eine Aktivität geplant. Am festgesetzten Tag erschienen nur drei der BewohnerInnen im Aufenthaltsraum, sodass die Aktivität abgesagt wurde. Den DCM-BeobachterInnen wurde gesagt, die BewohnerInnen seien zu müde, um daran teilzunehmen.

Dieses Beispiel vermittelt ein Bild niedriger Erwartungen der MitarbeiterInnen und der BewohnerInnen. Es galt nicht als Priorität, eine Routine zu entwickeln, in der das Bedürfnis nach Ruhe und Stille mit dem Bedürfnis nach stimulierender Aktivität in ein ausgewogenes Verhältnis gebracht wurde.

Dieser Punkt wird durch ein weiteres Beispiel aus einer klinischen Assessment-Einrichtung noch verdeutlicht:

> Am Tag des ersten Mapping-Versuches gab Frau A. einer der sie Pflegenden eine Schultermassage. Während des Feed-back sagte die Pflegende, sie fühle sich wegen dieses Vorfalls schuldig. Die DCM-Beobachterin legte hingegen dar, dieses Mitglied des Teams habe Bereitschaft gezeigt, Frau A.s Verlangen zu würdigen, der sie Pflegenden etwas zurück zu geben.

In dieser kurzen Anekdote erklärte die DCM-Beobachterin der Pflegenden und ihren KollegInnen, dass diese Situation eine Chance ermöglicht habe, etwas zu geben. Das heißt, die Pflegende ermöglichte und akzeptierte das Geschenk, das Frau A. eindeutig gerne gab. Dieses Beispiel verdeutlicht etwas, das Kitwood (1997) als *positive Arbeit an der Person* bezeichnete.

3.3.11 Das Alter

Bell und McGregor (1994) beschrieben den Einfluss der BewohnerInnen auf die Kultur in ihrer eigenen Wohn- und Pflegegruppe und wie sie Teil der «Gruppe» zu werden vermochten. Das Alter aller Menschen in der Pflegeumgebung trägt zur vorherrschenden Kultur bei. Pflegende und BewohnerInnen aus einer älteren Generation können Erinnerungen miteinander teilen und vielleicht sogar vertraute Lieder singen. Junge Pflegende können Freude bringen durch einen eigenen Kleidungsstil und Ausgelassenheit. Auch jüngere Menschen mit Demenz können die Dynamik und Kultur des Settings beeinflussen; unter Umständen gibt es jedoch in einer ihnen fremden, im wahrsten Sinne des Wortes aus einem anderen Zeitalter stammenden Kultur wenig, das sie interessiert oder stimuliert.

3.3.12 Machtbeziehungen

Machtbeziehungen gibt es in allen Pflegeumgebungen für Menschen mit Demenz. Die Hierarchie des Teams einer Wohn- und Pflegegruppe kann sehr streng oder auch irgendwie demokratisch sein. Gehaltsstrukturen, Qualifikationen und Rangstufen sind bedeutsame Faktoren in Bezug darauf, wie sich die MitarbeiterInnen innerhalb des Settings selbst sehen. Außerdem werden die Menschen mit Demenz und ihre betreuenden Angehörigen oft als DienstleistungsempfängerInnen gesehen und erhalten weniger Gelegenheiten, Entscheidungen zu treffen, Einfluss auszuüben oder zu kontrollieren.

3.3.13 Kultur der Schuldzuweisungen oder Kultur der toleranten Kooperation

Eine Wohn- und Pflegegruppe, die bei früheren externen Inspektionen oft kritisiert und mit Vorwürfen bedacht wurde, wird von dieser Vergangenheit beeinflusst. Wie der Manager eines Pflegeheims bemerkte: «Wir arbeiten in einer Kultur der Schuldzuweisungen. Wir müssen den MitarbeiterInnen helfen, das Gute an ihrer Arbeit zu sehen, statt dass sie stets erwarten, dass man ihnen sagt, was sie falsch machen.»

Um zu verhindern, dass DCM nur als ein weiterer Weg gesehen wird, MitarbeiterInnen Vorwürfe zu machen, ist es von entscheidender Bedeutung, in der Pflege Tätige zu befähigen, über vergangene Beobachtungen nachzudenken, und ihr Gefühl der Selbst-Ermächtigung (engl. *empowerment*) zu stärken. Das Fördern einer Kultur der toleranten Kooperation ist wichtig, wenn sich eine Versorgungseinheit der Pflege von einer «Kultur der Schuldzuweisungen» wegbewegt (Heller, 2001). Eine Kultur der toleranten Kooperation akzeptiert Vielfalt. Sie akzeptiert die Art, in der Menschen arbeiten, mit ihren Fertigkeiten und Stärken und mit ihren Schwächen und Fehlern. Menschen, die gerügt und umhergestoßen werden, können überleben, aber sie arbeiten besser, wenn sie wertgeschätzt werden und wenn ihre Kreativität zur Entfaltung angeregt wird:

> Auf einer Station eines Krankenhauses waren drei DCM-Evaluationen durchgeführt worden. Die BewohnerInnen hatten schwere Behinderungen und komplexe Bedürfnisse und brachen oft in Wut und Frustration aus. Während eines Winters und bis ins Frühjahr hinein halfen Freiwillige den MitarbeiterInnen auf Station beim Bau eines neuen «Sinnesgartens». Es zeigte sich, dass die MitarbeiterInnen über eine Vielfalt nützlicher Fertigkeiten für dieses Projekt verfügten. Auch ihre Freunde und Verwandten leisteten wertvolle Beiträge. Der fertige Garten enthielt Bänke, Wasserspiele, Gehwege, Hochbeete und eine Vielfalt an Pflanzen mit vielen Farben, Oberflächenbeschaffenheiten und Düften.

Dieser Garten war die Idee der neuen Stationsleitung und entstand, nachdem sie und vier MitarbeiterInnen in DCM ausgebildet worden waren:

> Ein anschließendes Abbilden der Station zeigte, dass das dritthäufigst beobachtete Verhalten in sensorischer Aktivität bestand. Wenn schwierige Vorfälle dazu führten, dass Menschen mit Demenz frustriert und wütend wurden, gingen Pflegende mit der betreffenden Person in den Garten. Manche BewohnerInnen waren nicht in der Lage, im Garten umherzugehen, und dann wurden essbare Kräuter zu ihnen hereingebracht, die sie berühren und an denen sie riechen konnten.

Die MitarbeiterInnen der Station fühlten sich eindeutig als EigentümerInnen des Gartens. Der Stolz auf ihn und auf ihren Anteil an seiner Entstehung brachte neue Elemente in die Routineversorgung der Menschen auf der Station und eröffnete neue Formen der Kreativität beim Reagieren auf Bedürfnisse. Die gärtnerische Hilfe durch Freiwillige vor Ort machte den Pflegenden auch das breitere Interesse der Gemeinde an ihrer Arbeit und an ihrer Hingabe daran bewusst.

3.3.14 Zusammenfassung

Für DCM-BeobachterInnen ist es wichtig, Hinweise über das Setting aufzunehmen, die die Aufnahme von DCM beeinflussen können. Individuen, Gruppen und Dynamiken innerhalb des Teams von MitarbeiterInnen und das Umfeld spielen allesamt wichtige Rollen in der Ausformung der Kultur einer Versorgungseinheit.

3.4 Die Art des Pflegeumfeldes und die Selbstwahrnehmung von Rollen Pflegender

MitarbeiterInnen der Sozialfürsorge, in Pflegeheimen oder in der Tagespflege akzeptieren unter Umständen, dass die Unterstützung von Menschen beim Essen oder beim Gang zur Toilette wichtige Aspekte ihres Berufs darstellen. Auch das Hineinziehen von Menschen in eine Diskussion über eine Fernseh-Show oder ein Fußballspiel mit aktiven BewohnerInnen kann als Teil der täglichen Lebens angesehen werden. Es kann den MitarbeiterInnen jedoch schwerer fallen, den Einsatz von Aktivitäten zur Therapie, zum Engagement oder zur Kontaktaufnahme zu akzeptieren. Manchmal scheint es das wichtigste Pflegeelement zu sein, den BewohnerInnen einer Klinikstation bei Aktivitäten der Selbstversorgung zu helfen. Beschäftigungsvielfalt und Engagement sind daher Extras, die nur dann umgesetzt werden können, wenn es die Anzahl der MitarbeiterInnen und die Zeit gestatten. Wie Marshall bemerkte:

> … ist es nur allzu leicht, die Demenz dafür verantwortlich zu machen, in welchem Ausmaß Patienten ihre Zeit mit Schlafen oder apathischem Herumsitzen an den Wänden der Gemeinschaftsbereiche verbringen. In gewissem Sinne ist es die Demenz selbst, die das Personal und die für die Qualität der Pflege Verantwortlichen auf allen Ebenen aus der Verantwortung entlässt. (2001, S. 411)

Als Folge lässt man BewohnerInnen mit starken Behinderungen oft in ihren Stühlen entlang der Wände des Aufenthaltsraums oder der Station zusammengesunken sitzen.

Beruhend auf dem Eindruck, dass DCM gewisse Änderungen in der Kultur einer Pflegeeinrichtung bewirkt, wird DCM von den MitarbeiterInnen entweder als Ganzes offen aufgenommen oder abgelehnt. Eine Mitarbeiterin auf einer Station eines Krankenhauses der erweiterten Versorgung machte eine Bemerkung, die von ihren MitarbeiterInnen wiederholt wurde: «Wir sind eine Pflegestation. DCM kann uns bei einigen Dingen helfen, aber unsere Arbeit besteht nun einmal wirklich darin, diese Menschen zu pflegen, und wir können von unseren MitarbeiterInnen und Patienten nicht mehr erwarten.»

MitarbeiterInnen einer Wohn- und Pflegegruppe für Personen mit Problemverhalten neigen dazu, jedes Verhalten als problematisch anzusehen. Unter Umständen wenden sie ein, der Einsatz von DCM sei in ihrem Bereich unrealistisch, und weisen jede Idee einer Verbesserung des Wohlbefindens der BewohnerInnen von sich. Fast ist es, als hätten Menschen mit Demenz und Problemverhalten ihr Recht auf Wohlbefinden verwirkt. Sie müssen versorgt und sicher verwahrt werden, aber Engagement, Kontakt und Therapie sind Luxus. Schlüssel, Fixierschlüssel und Uniformen sind in diesen Settings vorherrschend. Die ganz individuelle Kultur des Settings mit all ihren inneren und äußeren Einflüssen ist eine klarere Determinante dafür, wie DCM von den MitarbeiterInnen gesehen und angewandt wird, als seine Bezeichnung als ein Setting der «Gesundheitsversorgung» oder der «Sozialfürsorge».

3.5 Die Kultur des DCM

Während der Vorbereitung auf die DCM-Evaluation in der Assessment-Station einer Klinik drehte sich die Diskussion der MitarbeiterInnen um personale Detraktionen, vor allem um den Einsatz von Kosenamen und um die Begrifflichkeit des Infantilisierens. Die MitarbeiterInnen des Teams wollten die Rolle lokaler Kultur und umgangssprachlicher Bezeichnungen kennen lernen. Würden sie Schwierigkeiten bekommen, wenn sie lokale Worte verwenden?

Diese Diskussion warf eine wichtige Frage auf. Versucht DCM, anderen eine Reihe von Werten aufzuerlegen, die möglicherweise Spontaneität und die Bildung lohnender Beziehungen zerstören? Wenn einerseits ein Bewohner die Inhaber seines Zeitungsladens mit «meine Lieben» anzusprechen pflegte, so kann es ermutigend und tröstlich sein, wenn Pflegende ihn mit «mein Lieber» titulieren. Andererseits findet eine Bewohnerin, die stets mit «Frau…» angesprochen wurde, «meine Liebe» unter Umständen vorlaut und beleidigend.

3.5.1 Die Durchführung von DCM

Die Beobachtungskomponente des Abbildens kann manchen Pflegenden helfen, gegenüber BewohnerInnen, die sich ständig beobachtet fühlen müssen, sensibler zu werden. DCM muss daher in einer Weise durchgeführt werden, welche die für das Pflegeumfeld gewünschte Kultur widerspiegelt: mit Offenheit, Sensibilität und Person-Zentriertheit.

DCM muss sensibel angewandt werden und darf die Kernthematik nicht aus den Augen verlieren: Man sollte andere so behandeln, wie man selbst behandelt werden möchte. Es ist wichtig zu erkennen, wie die Ersteinführung des DCM eine Wohn- und Pflegegruppe auf eine Zerreißprobe stellen kann. Deren vorherrschende Kultur hat sich mit ihren Belohnungen und Vorteilen für MitarbeiterInnen unter Umständen über einen langen Zeitraum hinweg entwickelt. Vorgeschlagene Veränderungen werden möglicherweise als unnötig, aufdringlich und bedrohlich für die Routinen und den Stil einer Wohngruppe gesehen, die glatt zu laufen scheint. Viele hauptberuflich in der Pflege Tätige haben in dem, was heute als «Demenzpflege» bezeichnet wird, niemals irgendein Training erfahren. Ihre Trainingsveranstaltungen waren wahrscheinlich kurz und auf die medizinischen Aspekte der Erkrankung konzentriert.

Die Einführung eines person-zentrierten Ansatzes – und Engagement gegenüber seinen Ideen und Prinzipien – wird sich nahezu gewiss darauf auswirken, wie Pflegende ihre Rolle sehen. Im Anschluss an ein DCM-Training sagte jemand aus den Reihen der MitarbeiterInnen:

> Seit dem Training habe ich erkannt, dass ich für alles verantwortlich bin. Nicht nur bei einer Pause nach dem Tee. Es geht darum, wie ich [eine Bewohnerin] zum Frühstück herunterbringe und wie ich ihr aus ihrem Stuhl helfe, und darum, was zur Verfügung steht, um zu helfen, das Leben zu jederzeit spaßiger zu machen.

Diese Sensibilität erstreckt sich auf jeden Teil der Pflichten und Interaktionen der Pflegenden. Diese werden sich bewusst, dass die Verantwortung für die Erhaltung und Stärkung der Sozialpsychologie (Beziehungen, Entscheidungsmöglichkeiten, Interaktion, Beschäftigung usw.) bei ihnen und ihren Mitbeschäftigten liegt. Dies wirkt sich tief greifend auf die von ihnen Gepflegten aus.

Die Wahrung der Würde von Menschen mit Demenz ist vielen in der Pflege Tätigen wichtig und bringt die Diskussion in Gang. Ein person-zentrierter Ansatz der Würde beinhaltet das Interpretieren von Lektionen aus dem Leben der Person sowie Sensibilität gegenüber betreuenden Angehörigen. Buckland beschrieb diesen Ansatz als *Achtsamkeit*, d. h. als das Entwickeln der Fähigkeit, …

- … **darüber nachzudenken**, was wir über die Person wissen, und darüber nachzudenken, was sie zum Ausdruck bringt

- **zu spüren**, wie wir uns fühlen und wie es sich anfühlt, zusammen zu sein

- **zu verstehen**, wie sie sich fühlen könnten

- auf die Person **zu reagieren**, sie dazu zu befähigen, Entscheidungen zu treffen, sie dabei zu unterstützen, sich wertvoll zu fühlen, «Handeln» in ihrem Sinne zu ermutigen, sie als (nahen) Freund zu betrachten, ihr zu helfen, sich «zu Hause» zu fühlen. (1995, S. 34)

3.6 Faktoren für DCM, um einen Wandel der Pflegekultur zu bewirken

Veränderungen der Pflegekultur entstehen durch vielfältige Mittel. Damit DCM ein nützlicher Teil des Kulturwandels ist, bedarf es einer Reihe von Faktoren. Entscheidend sind die Unterstützung der Veränderungen durch die Organisation und die darin Tätigen.

3.6.1 Unterstützung durch die Organisation

Eine notwendige Veränderung in der Kultur von Pflege besteht darin, hauptberuflich Pflegenden Unterstützung, Ermutigung und die Möglichkeit zu geben, eine andere Tätigkeit auszuüben, wenn sie nicht länger über die Leidenschaft oder Hingabe verfügen, die für die Arbeit mit Menschen mit Demenz erforderlich ist. Marshall stellte fest:

Die Herausforderung der Fürsorge für solche Patienten wird nur selten erkannt. Sie sollte hochgradig trainierte, gut unterstützte MitarbeiterInnen mit hohem Status implizieren. In Wirklichkeit sind die meisten MitarbeiterInnen untrainiert, der Anteil an Zeitpersonal ist hoch, und das Management liefert nicht die erforderliche konstante Unterstützung und Ermutigung. Dies führt zu ausgebrannten MitarbeiterInnen, die weder die Energie noch den Antrieb haben, mehr als die grundlegende körperliche Pflege zu liefern […] Wohn- und

> Pflegegruppen, die sich um Menschen mit Demenz kümmern, brauchen mehr Investitionen – nicht nur Geld für MitarbeiterInnen und Gebäude, auch wenn dies wichtig ist, sondern von Zeit, Geschick und Energie. (2001, S. 411)

3.6.2 Umgang mit Vorhaltungen von MitarbeiterInnen des Teams

Vorhaltungen gegenüber DCM-BeobachterInnen klingen oft wie folgt:

> Was weiß eine Pflegende aus einem Tageszentrum über Dauerpflege? Was können Sie wissen? Sie haben nie hier gearbeitet. Sie kennen unsere BewohnerInnen nicht. Sie wissen nicht, wie es ist, hier zu arbeiten. Sie kennen die Anforderungen nicht, die an uns gestellt werden.

Diese Kritik richtet sich gegen DCM an sich. Sie sagt viel über die Angst und Abwehrhaltung der Pflegenden, gibt aber auch Gelegenheit zu einer bedeutungsvollen Antwort.

Wenn Pflegende Vertrauen in DCM haben sollen, ist es für MitarbeiterInnen-Teams wichtig, zu verstehen, dass es keiner speziellen Erfahrung bedarf, und dass DCM in den meisten Settings ein geeignetes Instrument sein kann. Pflegende müssen Gelegenheit erhalten, Vertrauen in die Fähigkeit der DCM-BeobachterInnen zu gewinnen, mit ihnen und den von ihnen Gepflegten empathisch zu sein. Die DCM-BeobachterInnen müssen Bereitschaft zeigen, auf die Belange der MitarbeiterInnen in Bezug auf alle Aspekte ihrer Arbeit zu hören. DCM-BeobachterInnen müssen klar sein hinsichtlich ihrer Motive für das Abbilden und dass sie DCM zum Nutzen aller in der Versorgungseinheit – MitarbeiterInnen und PflegeempfängerInnen – einsetzen.

Die Implementierung von DCM kann noch aus anderen Gründen kritisiert werden. So können professionell Pflegende Fragen wie etwa die folgende stellen: Was können wir tun, wenn wir den Forderungen der Visite und des Assessment-Prozesses nachkommen müssen und wenn Sedativa verschrieben werden?

Das Verlangen, dem Menschen mit Demenz und seinen betreuenden Angehörigen zu helfen, kann mit der offensichtlichen Medikalisierung der Probleme in Widerstreit geraten. Viele der Pflegenden sähen gerne Veränderungen auf ihren Stationen und würden es begrüßen, wenn mehr Betonung auf beratende Pflege und kommunal basierte Pflege gelegt würde. Manche haben unter Umständen ein DCM-Training durchlaufen und stimmen im Prinzip mit dessen Zielen überein. In der Zwischenzeit wissen sie, dass Hospitalisierung und Sedierung nahezu unausweichlich zu einem Verlust an Fertigkeiten, Desorientiertheit und einem Rückgang der Fähigkeit der Person, in Zukunft unabhängig zu funktionieren, führen.

Der mit DCM Beschäftigte muss bereit sein, solche Punkte mit der Gruppe der MitarbeiterInnen und vielleicht auch mit ManagerInnen und medizinischem Personal anzusprechen. Bedeutende Aspekte der Situationen, denen Pflegende gegenüberstehen, liegen wahrscheinlich außerhalb ihrer Kontrolle. DCM kann MitarbeiterInnen erkennen helfen, wo sie in ihrer eigenen Praxis Veränderungen vornehmen könnten, und es kann ihnen Einblicke vermitteln, die sie in die Lage versetzen, die von ihnen erwarteten Arbeitsweisen zu hinterfragen.

3.6.3 Identifizieren und Ansprechen widerstreitender Pflegeansätze

Starke Persönlichkeiten unter den MitarbeiterInnen können die Effektivität einer DCM-Evaluation signifikant beeinflussen. So können sich zum Beispiel eine oder zwei Pflegepersonen, die abwehrend und über das Abbilden verärgert sind, zusammenfinden, um die Bemühungen der DCM-BeobachterInnen zu untergraben. Das folgende Beispiel verdeutlicht diesen Punkt:

> Ein Training der MitarbeiterInnen hatte stattgefunden, und die Pflegestation einer großen Pflegeeinrichtung stand vor ihrer zweiten Evaluation. Ein Hindernis gab es noch, und zwar die Genehmigung der BewohnerInnen für das Abbilden. Die MitarbeiterInnen meinten, es sei wichtig, vor einem Abbilden die Zustimmung nach Aufklärung einzuholen. Da Verwandte und betreuende Angehörige nur selten zu Besuch auf die Station kamen, bestand keine realistische Möglichkeit, Zustimmung von Angehörigen zu erhalten. Beim nächsten Treffen zwischen MitarbeiterInnen und DCM-BeobachterInnen wurde deutlich, dass die Managerin dem zweiten Abbilden nicht gewogen war. Sie meinte, DCM sei für ihre Station nicht geeignet.

In dieser Situation hatte die Stationsleitung unter dem Druck gestanden, DCM anzunehmen. Sie und die MitarbeiterInnen hatten alle nur erdenklichen Argumente darauf verwandt, eine Evaluation abzuwenden. Person-zentrierte Pflege passte nicht zu dem, was «ihre» Patienten ihrer Ansicht nach brauchten. Sie sah die Rolle der Station darin, die BewohnerInnen so sicher und gesund wie möglich zu halten. Gleichzeitig brannten die MitarbeiterInnen aus und wurden krank. In der Folge gab die leitende Managerin der Pflegeeinrichtung zu, dass diese spezielle Station Probleme hatte, von denen sie gehofft hatte, dass sie durch DCM und ein Training in person-zentrierter Pflege angesprochen würden. In diesem Zusammenhang hatten die MitarbeiterInnen den Verdacht, DCM würde eingesetzt, um dem leitenden Management die Arbeit abzunehmen. Zu dieser Arbeit gehörte auch, Haltungen und Einstellungen von MitarbeiterInnen, darunter auch der Stationsleitung, zu verändern. Die MitarbeiterInnen fühlten sich noch immer an den Rand gedrängt, und die Implementierung und die Ergebnisse des DCM gaben ihnen das Gefühl, man mache ihnen Vorwürfe.

Ein weiteres Beispiel für ein mögliches Aufeinanderprallen von Kulturen ist der Einfluss von medizinischen MitarbeiterInnen und die Art, in der ÄrztInnen ihre Aufgaben bisweilen wahrnehmen.

> Während einer DCM-Evaluation fand eine Visite statt. Von der Stationsleitung und mehreren Pflegenden wurde ganz klar erwartet, die Visite zu begleiten und jeweils über die betreffende Person Auskunft zu geben. Während der Visite wurden Aktivitäten der Patienten ausgesetzt, und Musikanlage und Fernseher wurden abgeschaltet. Nach dem Abbilden kommentierten mehrere Pflegende, sie seien nicht glücklich über die Art gewesen, in der die Ärzte mit den Patienten und in deren Anwesenheit über diese gesprochen hätten. Die Pflegenden hätten sich jedoch machtlos gefühlt zu intervenieren.

Auch der starke Einfluss von Ärzten auf die Zuweisung von Ressourcen innerhalb des Systems der Gesundheitsversorgung muss kritisch betrachtet werden. Jahrelang hat das medizinische Establishment der Demenzpflege eine niedrige Priorität zugewiesen.

Dies änderte sich jedoch gegen Ende des 20. Jahrhunderts mit der Einführung mehrerer «kognitiv stärkender» Medikamente. Das Messen der Wirksamkeit dieser Medikamente dreht sich immer mehr um kognitive Fähigkeit und Abbau als um Wohlbefinden und Lebensweise. Ein kritisches Hinterfragen der Behandlung von Menschen mit Demenz durch Ärzte ist daher auch ein kritisches Hinterfragen des gesamten medizinischen Modells.

3.7 Schlussfolgerungen

KlinikmitarbeiterInnen sehen die Herausforderung des DCM wahrscheinlich als kritisches Hinterfragen ihrer gesamten Arbeitsweise. Pflichten und Aufgaben sowie Uniformen, Schlüssel, Medikation und der Umgang mit dem Besuch betreuender Angehöriger werden oft hinterfragt. All diese Dinge sind Teil der Tradition von Einrichtungen der Fürsorge. Sie bilden einige der Schranken für echte Personen-Zentriertheit. Routinen, Uniformen und verschlossene Türen helfen, ein Gefühl der Bedeutung der Arbeit zu bewahren. Wäre es auch ohne sie möglich, zwischen denen mit Demenz («Sie») und denen, die Pflege geben («Wir»), zu unterscheiden?

Auch die in Settings der Sozialfürsorge Tätigen haben ihr eigenes Spektrum an Hemmnissen gegenüber person-zentrierten Beziehungsformen entwickelt. Wie bei ihren KollegInnen im Gesundheitsdienst geschah dies nicht in dem bewussten Versuch, unfürsorglich zu sein, sondern in Übereinstimmung mit den Traditionen und der Kultur der Dienste, in denen sie sich befinden. Es bedarf einer beträchtlichen Anstrengung im Sinne des Lernens, Sich-Veränderns und Sich-Anpassens, um wahrhaft person-zentriert zu werden. Wenn person-zentrierte Pflege gedeihen soll, muss eine Organisation ihre Beschäftigten unterstützen, indem sie ihnen andere Gründe als Schlüssel und Uniformen gibt, um sich selbst wertzuschätzen.

Mit DCM Arbeitende müssen willens sein, nicht nur Arbeitsweisen auf den Ebenen der Wohn- und Pflegegruppen oder der Organisation zu hinterfragen, sondern auch, die Bemühungen der MitarbeiterInnen um Veränderung und Entwicklung zu unterstützen. DCM kann helfen, einen Wandel zu bewirken, wenn sich die BeobachterInnen der verschiedenen kulturellen Einflüsse in dem Setting bewusst sind, in welchem DCM funktionieren soll.

Literatur

Bell, J.; McGregor, I. (1994): Beyond the mask of conventional manners. *The Journal of Dementia Care, 2* (5), 18–19.

Bradford Dementia Group (1997): Evaluating Dementia Care: The DCM Method (7th ed.). University of Bradford, Bradford, England.

Buckland, S. (1995): Well-being, personality and residential care. In: T. Kitwood, S. Benson (Eds.), *The New Culture of Dementia Care* (pp. 30–34). Hawker Publications, London.

Cassell (1979): Cassell's English Dictionary. Author, London.

Fleming, R. (1993): Issues of Assessment and Design for Longstay Care. University of Stirling, Dementia Services Centre, Stirling, Scotland.

Heller, R. (2001): Evaluation of Woodcraft Folk Peer Education Project. Woodcraft Folk, London.

Kitwood, T. (1997): Dementia Reconsidered: The Person Comes First. Open University Press, Buckingham, England. [dt.: Demenz. Der person-zentrierte Ansatz im Umgang mit verwirrten Menschen. Hans Huber, Bern; 3., erw. Auflage 2004.]

Kitwood, T.; Benson, S. (Eds.) (1995): The New Culture of Dementia Care. Hawker Publications, London.

Marshall, M. (2001): The challenge of looking after people with dementia. *British Medical Journal, 323,* 410–411.

Merriam-Webster (1997): Merriam-Webster's Collegiate Dictionary (10th ed.). Author, Springfield, MA.

Packer, T. (2000): Does person-centred care exist? *The Journal of Dementia Care, 8* (3), 19–21.

Pearsall, J. (Ed.) (2001): New Oxford Dictionary of English. Oxford University Press, New York.

Waite, M. (Ed.) (1998): The Little Oxford Dictionary (Rev. 7th ed.). Oxford University Press, New York.

Abschnitt II
Der Einsatz des DCM zur Verbesserung der Pflegepraxis

4 Kritische Betrachtung des DCM in Deutschland

Christian Müller-Hergl

Das Abbilden von Demenzpflege (*Dementia Care Mapping*, DCM) erinnert stark an die Bücher und Vorträge von Grond in Deutschland (1996, 1997). Grond formulierte eine Kritik dominanter medizinischer Ansätze, vermittelte eine biopsychosoziale Betrachtungsweise der Demenz und ließ eine ausgesprochene Liebe zu denjenigen aufscheinen, die damit leben. Der Inhalt des DCM-Handbuchs (Bradford Dementia Group, 1997) ist mir daher – abgesehen von seiner Kombination des humanistischen (Morton, 1999) mit dem technischen Ansatz – nicht neu. Das Einbringen aller Kenntnisse über Demenzpflege in ein operationales Instrument, mit dem das Wohlbefinden und damit auch die Qualität von Pflege gemessen wird, scheint sowohl faszinierend als auch fragwürdig. Es ist faszinierend, weil es dem Heiligen Gral der Demenzpflege gleichkommt, etwas darüber zu erfahren, wie sich Menschen mit Demenz fühlen. So viele praktische Probleme haben ihren Ursprung im mangelhaften Verstehen des Erlebens von Menschen mit Demenz. Die Kombination schien fragwürdig, da die Reflexion über und der zuverlässige Einsatz von Übertragung und Gegenübertragung bei allen TherapeutInnen lange Zeit benötigt. Ist es so leicht, sich in den Anderen hineinzuversetzen? Sind Messungen seines Wohlbefindens nicht eine Spiegelung oder Projektion der Beobachtenden, ihrer Sichtweise von Demenz und ihrer Fähigkeit zur Akzeptanz von Menschen mit Demenz (Lawton et al., 2000)? Diese Kombination von Faszination und Zweifel hat mich immer begleitet.

Nach einem kurzen Abriss der Entwicklung des DCM in Deutschland wird in diesem Kapitel die Frage angesprochen, ob und wie Institutionen, die Demenzpflege leisten, vom Feed-back-Prozess (s. Tab. 3 der Einführung, Phase 4) profitieren können. Das Kapitel schließt damit, dass ein formelles Feed-back entsprechend dem DCM nur in Einrichtungen Sinn macht, die einen fortgeschrittenen Grad des Lernens und der Kommunikation entwickelt haben. Außerdem werden die Grundlagen eines verbesserten Konzepts zur Einführung des DCM in die Praxis präsentiert.

4.1 Demenzpflege und DCM in Deutschland

Hinsichtlich der Angemessenheit einheitlicher Demenzpflegestationen (d. h. hinsichtlich des «segregativen Ansatzes»), die sich ausschließlich auf die Bedürfnisse von Menschen mit Demenz und der MitarbeiterInnen konzentrieren, herrscht unter den Fachkräften in Deutschland weithin Einigkeit (Deutsche Alzheimer Gesellschaft, 2001). Es werden spezielle Austrengungen unternommen, ein Umfeld zu schaffen, welches die Person in einer Weise «hält» oder «umfängt», die die «atavistischen» oder «chaotischen» Themen der Demenz widerspiegelt. (Für mehr Informationen über atavistische Themen – d. h. über die Rückkehr zu Entwicklungsthemen am Anfang der menschlichen Spezies – siehe Eibl-Eibesfeldt, 1982, und Wojnar, 2001.) Dennoch bemühte sich bis zum Beginn des 21. Jahrhunderts nur eine kleine Anzahl von Pflegeheimen in Deutschland nachhaltig um eine Veränderung des Umfeldes, der personellen Ausstattung und der Prozeduren. Die meisten Einrichtungen werden beherrscht von rigiden Verfahrensweisen, mittels derer die Arbeit im Modus des Erledigens oder Durchziehens bezüglich dessen, was als essenziell oder unentbehrlich gilt, bewältigt wird: Beherrschen des Körpers, der Emotionen und des Verhaltens (siehe zum Beispiel Darmann, 2000; Muthesius, 2000; Schopp et al., 2001). Individuellen Bedürfnissen wird nur selten entsprochen. Außerdem sind Interaktion und Kommunikation im Allgemeinen nicht person-zentriert, sondern vielmehr charakterisiert durch leichte und gemäßigte Formen maligner Sozialpsychologie (Kitwood, 1997), die in grundsätzlich asymmetrischen Beziehungen von hoher Abhängigkeit als «natürlich» angesehen werden. Die meisten Institutionen und hauptberuflich Pflegenden neigen dazu, ihre Praktiken als person-zentriert und individualisiert zu beschreiben. Es ermangelt jedoch an der Evaluation, da es in Deutschland keine Qualitätssicherungsverfahren gibt, die speziell auf Demenzpflege ausgerichtet sind.

Mit Ausnahme der Validation (Feil, 2002) herrscht in Deutschland unangefochten das medizinische Modell von Demenz (siehe Berger, 2001, und Förstl, 2001). Angriffe auf diese Vorstellungen werden rasch als ideologisch lächerlich gemacht. Demenz wird auf anstößiges oder störendes Verhalten und auf Bemühungen um ein Beherrschen solchen Verhaltens reduziert.

4.2 Vorbedingungen für den Einsatz von DCM

Aus den Phasen der Einführung des DCM in Deutschland sind einige Lektionen zu lernen.

4.2.1 Erfahrungen aus Phase 1

Ein großartiges Konzept zur Einführung des DCM in Deutschland gab es nicht, vielmehr ging ich schrittweise vor, um ein mögliches Interesse an der Methode zu untersuchen. Gute Beziehungen zu einigen Pflegeeinrichtungen erlaubten mir die Vorbereitung und Durchführung exemplarischer DCM-Kurse und das Begleiten der Einführung von DCM in das System der Pflegeeinrichtungen. Diese Einrichtungen waren hinsichtlich ihrer Organisation weit fortgeschritten. So waren zum Beispiel die MitarbeiterInnen, Angehörige und Freiwillige an allen wichtigeren Entscheidungen und Aktionen beteiligt. Auf dem Hintergrund laufender externer Supervision verfügten die MitarbeiterInnen außerdem über gute Fertigkeiten in Kommunikation und Interaktion. Auf Grund eines Prozesses, bei dem Konsens wertgeschätzt wurde, bestand außerdem eine exzellente interne Kooperation. Des Weiteren blockierten keine zusätzlichen Probleme, wie zum Beispiel ein hoher Personalwechsel, plötzliche Personalengpässe oder abrupte Verschiebungen von Prioritäten seitens des Managements, die Einführung von DCM.

AusbilderInnen und ErstanwenderInnen beobachteten paarweise gemeinsam. Mit der Zeit gewannen sie an Erfahrung, wodurch ihre Praxis und der Einsatz von DCM gewannen. Einer der Erfahrungen zufolge war es am besten, zu einer gegebenen Zeit und an einem bestimmten Ort mit nur zwei BeobachterInnen zu arbeiten, und zwar mit einer Fachkraft und einer ehrenamtlich tätigen Person. Außerdem lernten wir, dass Ergebnisse des Abbildens von Demenzpflege und Gefühle schon vor dem Feedback im Beobachtungsteam diskutiert werden sollten. Des Weiteren wurden die Konzeption und Benennung der Funktion einer Chefbeobachtungsperson bzw. einer führenden DCM-Beobachtungsperson für notwendig befunden. Und schließlich wurde festgelegt, dass alle DCM-Aktivitäten koordiniert und detaillierte Aufzeichnungen geführt werden müssen.

DCM-Follow-Ups boten reichlich Gelegenheit, Schwierigkeiten bei der Implementierung aufzudecken und zu lösen. Ein ganz wesentliches Ergebnis war, dass der herkömmliche Drei-Tages-Kurs für DCM allein nicht wirklich befähigte, die Methode auch anzuwenden. In Folgeveranstaltungen wurden Themen wie das Kodieren von Problemen und personalen Detraktionen, wie sie während des Rollenspiels beobachtet wurden, erörtert. Es brauchte Zeit, um einerseits einen Handlungsplan für das Setting zu entwickeln und andererseits, damit die neu ausgebildeten DCM-BeobachterInnen ihre Rolle annehmen und entwickeln. Diese DCM-Follow-Ups sind notwendig, da DCM einen bedeutenden Eingriff in die Pflegeeinrichtung darstellt und intensiver Unterstützung bedarf.

4.2.2 Erfahrungen aus Phase 2

Im Januar 2000 begann eine neue Phase. Das Institut für Pflegewissenschaft an der Universität Witten-Herdecke organisierte eine einwöchige Projektwoche zum Thema Demenz. Darin wurden alle zu dieser Zeit populären Ansätze untersucht und dabei Strategien aufgezeigt, um Probleme zu erkunden und Themen und Herausforderungen aufzuzeigen. Person-zentrierte Pflege und DCM schienen bei den meisten TeilnehmerInnen auf fruchtbaren Boden zu fallen. Das Kuratorium Deutsche Altershilfe (KDA) beschloss, diese Methode nachhaltig zu unterstützen und als Sponsor aufzutreten. Seit 2002 werden in ganz Deutschland DCM-Kurse organisiert. Mehrere Fachpersonen – die meisten von ihnen Pflegende mit akademischem Hintergrund – bereiten sich darauf vor, auch DCM-AusbilderIn zu sein.

Bis zu einem gewissen Grad wird daran gedacht, DCM in ein umfassenderes System der Qualitätssicherung und Personalentwicklung zu integrieren. Eine kürzere Version ist für Deutschlands InspektorInnen des Medizinischen Dienstes im Gespräch, um sie darüber zu informieren, was eine gute Praxis darstellt und welche Praktiken der Verbesserung bedürfen. Eine Erfahrung bestand darin, dass DCM oft nicht so sehr zur Qualitätssicherung als vielmehr zur Evaluierung bestimmter Interventionen oder der Qualität eines allgemeinen Pflegeumfeldes eingesetzt wird. Manche nutzen das Instrument, um Mängel und Bedürfnisse des Umfeldes sowie Ausbildungs- und Personalbedarf zu identifizieren.

Erste Ergebnisse deuten auch auf Probleme der inneren Organisation professioneller Pflegegruppen, die Innovation und Gesinnungswandel behindern. Diese Gruppen scheinen einer längerfristigen, nachhaltigen Unterstützung ihrer täglichen Arbeit zu bedürfen, damit sich Verfahrensweisen ändern.

Eine andere Erfahrung aus Phase 2 bestand darin, dass speziell auf Menschen mit Demenz ausgerichtete Umgebungen (Special Care Units/segregative Ansätze) nicht immer zu dem gewünschten Ergebnis führten. Was zählt, ist die Pflegebeziehung, jene wiederholten Bemühungen, Kontakt im Kontext individuell ausgesuchter Materialien, Geschichten und Bilder zu vermitteln, ohne notwendigerweise etwas Bestimmtes zu tun oder zu machen, d. h. im Kern einfach nur präsent zu sein mit vielen Möglichkeiten, ohne etwas zu wollen (die «reine Absicht» im Buddhismus). Die Fähigkeit, dies zu tun, ist unabhängig davon, ob dies in einem segregativen oder einem integrativen Milieu geschieht (vgl. van Haitsma/Lawton, 2000).

DCM scheint ein «trojanisches Pferd» oder eine russische Puppe zu sein, hinter der sich immer etwas anderes verbirgt, als man gedacht hat: Management und Aufsichtsbehörden erhoffen sich «harte Zahlen» zum Vergleichen und Bewerten, doch geht es eigentlich darum, anhand eines erhobenen Fremdbildes den nächsten Entwicklungsschritt für das Team in homöopathischen Dosen zu finden und zur Auseinandersetzung über Werte und Ziele im Team beizutragen. Unter dieser Schicht findet sich eine weitere Ebene: Am meisten lernen nicht die Teams, die Feed-back erhalten, sondern die Beobachter, die die Erfahrungen von konzentrierter Beobachtung und Rückmeldung an andere auf Augenhöhe zurücktragen in ihre Arbeit und in das eigene Team und beginnen, die eigene Arbeit und die ihrer KollegInnen kritisch zu erwägen und subtil Veränderungen in den Alltag einzubringen. So entwickeln sich «reflektierende Praktiker» quasi durch die Hintertür.

In Deutschland besteht ein deutlicher Unterschied zwischen dem Interesse an DCM und dessen Anwendung. Es gibt Schwierigkeiten mit der dauerhaften Anwendung der Methode. Wie im folgenden Kapitel 4.3 dargelegt, könnte DCM tief verwurzelten Haltungen und Einstellungen der in Institutionen in der Pflege tätigen MitarbeiterInnen zuwiderlaufen.

4.3 Das Dogma institutioneller Pflege

Beobachtung und Feed-back – zentrale Methoden des DCM-Ansatzes – ermöglichen es den Anwendern des Verfahrens, sich der Intervention und wechselseitigen Spiegelung im Team zu enthalten (Entwicklungsschleife; Denk- bzw. Diskussionspause zur Entwicklung eines gemeinsamen Plans). Beobachtung und Feed-back stehen auch im Mittelpunkt der ethnologischen Disziplin zur Untersuchung dessen, was Koch-Straube (1997) als «das Fremde in uns» bezeichnete. Auf einer symbolischen Ebene repräsentieren sie einen antiinstitutionellen Affekt: Was zählt, ist Verständnis, nicht das Management des «fremdartigen» Verhaltens von Menschen mit Demenz. Beobachtung und Feed-back widersprechen implizit dem operativen Subtext des Fürsorgens oder Pflegens: Fürsorgen bedeutet Intervenieren, Urteilen und rasches Handeln – alles mit dem Ziel, die Kontrolle zu behalten. Der DCM-Ansatz ist scheinbar inkompatibel mit institutioneller Pflege. Leider erkennen dies viele Pflegende, die lange in Institutionen gearbeitet und gelebt haben, intuitiv und hegen daher eine starke Abneigung gegen DCM. Sie behaupten, es sei zu theoretisch, es sage einem nicht, was zu tun ist, es lasse sich nicht schnell und leicht anwenden, und es beinhalte zu viele Konflikte, Gedanken und Reflexionen.

Dieses Gefühl spiegelt teilweise eine fehlende Bereitschaft (vielleicht eine Unfähigkeit) wider, persönlich beteiligt zu sein, sowie einen Drang, den Status quo nicht zu verändern. Annehmbar ist, was sich ohne allzu großen Wandel der Tagesstruktur und definierter, zielgerichteter Pflegeinterventionen einführen lässt. In solchen Umgebungen muss jedes Mitglied des Teams seine definierte «Menge» (d. h. Personen, die Pflege erhalten) liefern, damit seine Arbeit Billigung findet. Die folgende Betrachtung der Logik institutioneller Pflege verdeutlicht, warum dies so ist.

Pflegeeinrichtungen stehen am Ende der Dienstleistungskette und stellen «Negativbehältnisse» für all diejenigen dar, die nicht dem Leitbild moderner Pflege entsprechen, nämlich dem informierten und luziden älteren Erwachsenen, der in den eigenen vier Wänden lebt, sich selbst versorgt und daher in der Lage ist, allein zu Hause zu leben (vgl. Gröning, 2000). Ins Pflegeheim gelangen Menschen aus purer Notwendigkeit («freiwillige Gefangenschaft»), da sie ganz wesentlich von anderen abhängen («psychische und physische Inkontinenz»). Diese Art der Abhängigkeit bei einem Erwachsenen ist ein Fluch und widerspricht zutiefst den verinnerlichten Selbstidealen von dem, was es heißt, ein Individuum zu sein. Hochgradig abhängige ältere Menschen mit Demenz werden zu «inneren oder verborgenen Fremden» der Gesellschaft, d. h. zu Schatten gesellschaftlicher Ideale, und werden in die institutionelle Pflege ausgesondert.

Negativbehältnisse tendieren dazu, vollkommen institutionalisiert zu sein und in Bezug auf Wahrnehmung, Urteil, Identität und Ritual geschlossene Welten zu bilden. Menschen, die darin leben und arbeiten, spiegeln einander gegenseitig, und beide Seiten (also auch die MitarbeiterInnen) können als «BewohnerInnen» mit asymmetrischen und dennoch komplementären Rollen betrachtet werden. Die MitarbeiterInnen haben die volle Verantwortung für und Macht über Körper und Geist der BewohnerInnen und können ihrer aktiven Rolle (strukturell) nicht entkleidet werden, was gewöhnlich zur Aneignung anderer als Objekt der Pflege führt (Dörner, 2001). Dort lebende Menschen neigen dazu, ein «falsches Selbst» zu entwickeln, d.h. exzessive Behinderungen zu zeigen und die Verantwortung für das eigene Leben abzugeben («Die Schwester weiß, was am besten ist.»). Selbstaufgabe und Passivität als negative Ersatzidentität: Ohne eine Zukunft und anderen völlig verfügbar werden diese Menschen mit ihren Gefühlen (zum Beispiel Schande, Angst, Scham, Verlustgefühl) alleingelassen und sind nicht in der Lage, zu einer objektiven Wahrnehmung ihrer selbst zu gelangen.

Persönliche Begegnungen sind kaum möglich, und funktionelle Zusammenhänge beherrschen den Tag. Als Bedeutsamstes ist es für Menschen in beiden «BewohnerInnengruppen» unmöglich, zwischen eigenen Wünschen und eigenem Verlangen und institutionellen Reflexen, Masken oder Normen zu unterscheiden. So ist es zum Beispiel nicht etwa so, dass die Pflegeperson Frau Clark um 19.00 Uhr zu Bett bringen *möchte*, sondern sie *muss* es – oder denkt, es zu müssen. Frau Clark wiederum hat gelernt, dass die Pflegeperson glücklich ist, wenn sie bereitwillig zu Bett geht und es sogar zu wollen scheint, obwohl sie nie zu denen gehört hat, die früh schlafen gehen. Beide verlieren Subjektivität, erfahrungsbezogenes Verständnis, Reflexivität und Verbundenheit. Es gibt gute Gründe anzunehmen, dass institutionelle Pflege nicht person-zentriert oder interperson-zentriert werden kann. Viele professionell Pflegende streben nach person-zentrierter Pflege innerhalb der operativen Logik der «Maschine» – der zweckgerichteten, rationalen, systemischen und mechanischen Reaktionen und Aktionen, die von Pflegenden (zum Beispiel zu Mahlzeiten, zu Zeiten der Pflege, zur Schlafenszeit, bei Plänen aller Art) verlangt werden und kleine Inseln schaffen, die ideelle berufliche Selbstbilder nähren. In diesem Zusammenhang sehen Pflegende die person-zentrierte Pflege unter Umständen als etwas, das besondere Gelegenheit zu Sonderwegen schafft, etwa der Wechsel in die Nachtschicht, um dem täglichen Krieg um Kleinigkeiten zwischen Pflegenden und Gepflegten auszuweichen, oder das Angehen gegen die akzeptierten sozialen Normen oder die soziale Ordnung in der individuellen Praxis mit BewohnerInnen in deren Räumlichkeiten, zum Beispiel durch Absenken von Hygienestandards für einen Bewohner, der sich gegen sie auflehnt, oder dadurch, dass man einer Bewohnerin erlaubt, nackt umherzugehen. Im Allgemeinen bleibt es der einzelnen Pflegeperson überlassen, wie sie personale Beziehungen praktiziert, dabei aber gleichzeitig die institutionellen Definitionen von Leben und Pflege akzeptiert (Dörner et al., 2001; Gröning, 2000; Gröning et al., 1995).

Diese kleinen Welten neigen dazu, ihre eigenen Subkulturen zu entwickeln und alles von außen Kommende (wie zum Beispiel Ärzte, Verwandte, Heimaufsichten, SupervisorInnen, LehrerInnen, ForscherInnen und DCM-BeobachterInnen) als fremd zu definieren. Die Spaltung in Innen- und Außenwelt spiegelt das Konzept des Negativbehältnisses aus der Innenschau wider und symbolisiert die Rückkehr der Unterdrückten. Die aus der Außenwelt Kommenden stören etablierte Routinen und Rituale und die damit verbundene Macht. Routinen und Rituale sind Wege des Überlebens in einer komplexen und schwer verständlichen Situation von Bedürftigkeit. Natürlich sind sie notwendig und können sogar eine Art Ressource bilden, verkörpern jedoch gleichermaßen den Versuch, das Chaos durch Reglementieren, Sanktionieren, Disziplinieren und durch Pathologisieren des Verhaltens zu kontrollieren, zu zivilisieren oder zu normalisieren. Selbst Aktivitäten werden in Form von Routinen angeboten, zum Beispiel Singen und Spiele spielen von 10.00 bis 11.00 Uhr, und alle Individuen werden Teil «des Plans». Im Zentrum der Rolle und der Machtkonstruktion institutioneller Pflege steht maligne Sozialpsychologie. Die zu Grunde liegende (operativ wirksame, aber nur halbbewusste) Theorie besteht darin, die gesellschaftliche Präsentabilität der Klientel wiederherzustellen und den «Makel» der Demenz zu tilgen: Eigentlich darf es Demenz und damit auch Menschen mit Demenz nicht wirklich geben, eigentlich darf Demenz nicht ausgelebt werden. Sie ist grundsätzlich inakzeptabel. Diese Routinen werden daher nicht erlebt als täglich neu erschaffen und wiederhergestellt, sondern als Mächte des Schicksals, die niemand wirklich verändern kann.

Die operative Logik ist der Plan, nach dem der Tag auf effektive, zweckgerichtete, rationale und systemische Weise organisiert wird: Pflegepläne, Sitzpläne, Pläne für Pausen, Kommunikation, Ruhe und Schlaf – ganz gleich für was! Das systemische Element impliziert, dass jedes Individuum eine ersetzbare Entität innerhalb der Matrix ist. Der Standpunkt des Individuums ist ausgeschlossen. In diesem Setting betrachten Pflegende Wünsche des Individuums, die den Verfahrensweisen der Einrichtung zuwiderlaufen, oder offene Rebellion als persönlichen Affront. Das System erwartet vom Patienten, ein demütiger Teilnehmer zu sein, ein Teilnehmer, der glücklich über das ist, was er erhält, und damit zufrieden ist, der nicht viele Forderungen stellt und sich in sein Schicksal ergibt. Durch das Individuum wird der tägliche Ablauf gestört. Individuelle Aufmerksamkeit behindert die gnadenlose Effizienz und Effektivität und gilt als Anfängerproblem. So mag sich beispielsweise eine DCM-Beobachterin beim Feed-back auf offensichtliche personale Detraktionen, wie zum Beispiel das Anbringen eines Bekleidungsschutzes ohne Beteiligung und Mitwirkung der Person, konzentrieren. Antworten der MitarbeiterInnen könnten bestehen in: «Haben Sie praktische Erfahrung?» oder «Sind Sie aus der Übung?» und dabei suggerieren, dass ein Infragestellen dieser banalen Dinge Unfähigkeit in praktischen Belangen signalisiert. Der Plan, nicht das Individuum, steht im Zentrum jeder Organisation. Rituale bannen Individualität (Koch-Straube 1997).

MitarbeiterInnen in institutionellen Settings arbeiten an ihren eigenen inneren Themen, indem sie Ordnung und Präsentierbarkeit schaffen. Täglich überwältigt Chaos das Pflege-Setting. Das symbolische Tilgen von Demenz (also der «Chaosmächte») hilft der Pflegeperson im Umgang mit einer komplexen Situation. Ordnung zu schaffen hilft den MitarbeiterInnen auch, sich selbst zu orientieren, nicht notwendigerweise jedoch die Menschen mit Demenz. Gegen das Chaos vorzugehen, wehrt außerdem gewisse Ängste der MitarbeiterInnen ab: Tod, Verfall, Scham, Angst, Ekel, Verluste, der Schatten der eigenen Zukunft und das Trauma zerstörter idealer Selbstbilder. Betreuungsarbeit scheint diese Themen für die betreffende Person zu beseitigen und stabilisiert dadurch ihr Selbstkonzept. Diese Themen werden auch konterkariert durch eine äußere, fiktive Ordnung – eine Ordnung, die durch herausforderndes Verhalten und dessen Zuspitzung im institutionellen Kontext sowie durch begrenzte

Ressourcen ständig an der Schwelle des Zusammenbruchs steht. Dies führt zu geringem Kontakt mit Menschen mit Demenz (zum Beispiel: «Ich bin gleich zurück», «Das weiß ich grad nicht» oder «Vielleicht morgen») oder zu Vermeidungsverhalten (zum Beispiel zu einer Zigarettenpause nach draußen gehen und dabei apathische BewohnerInnen ignorieren). Kontakt ist nur möglich und erträglich auf distanzierte Weise, etwa wie der Kontakt zu einem Bewohner, während man den Türgriff schon in der Hand hat. In Deutschland ließe sich der Kode bei vielen Pflegenden beschreiben mit: «sich hinter der Pflege verstecken». Dieses Verhalten ist eine Abwehr der täglichen Anforderungen an die eigene Person, nämlich das Leben mit denjenigen zu teilen, die die eigene Energie aufzehren. Hochgradig abhängige Menschen können – beabsichtigt oder nicht – eben dadurch Macht auf einen anderen ausüben, dass sie so abhängig sind. In diesem Zusammenhang und besonders in Kombination mit einem Burn-out, könnte die Pflegeperson versucht sein, die schädigenden Gefühle an den Bewohner zurückzugeben, was die Grundlage von Gewalt in Settings der institutionellen Pflege bildet. Die beständigen und scheinbar unvernünftigen Anforderungen an Pflegende führen zum Burn-out oder «Cool-out» (Auskühlen), da die MitarbeiterInnen apathisch, unberührt, teilnahmslos und gelangweilt werden können.

Diese unterdrückten Emotionen können dazu führen, dass professionell Pflegende zwischen Aktion (Ordnung schaffen) und Verweigerung (BewohnerInnen nicht in person-zentrierter Weise begegnen) hin und her schwingen. Das dialektische Dilemma wird gelöst durch Erledigen der notwendigen physischen Arbeit, indem die Situation durch Routinen und Rituale kontrolliert wird, indem die hinter einer Routine stehende Bedeutung nicht hinterfragt wird und indem man auf eine technisch-funktionale Art des Kontakts zurückgreift, die das typische Zeichen einer richtigen Dienstleistung ist. In diesem Zusammenhang bezieht sich Dienstleistung auf Personen, die als Objekte und nicht als Subjekte behandelt werden. Das Ergebnis ist Quasi-Intimität, eine quasi-familiäre Atmosphäre, in der wirkliche Intimität und Kontakt vermieden werden. Das heißt, sie verhindert, der anderen Person auf Augenhöhe zu begegnen und zeigt stattdessen die Maske, die Rolle, den institutionalisierten Reflex (Wolber, 1998).

Gefühle spiegeln die innere Logik von Institutionen besser wider als ihre systemischen Pläne. In Deutschland werden MitarbeiterInnen in Institutionen vorwiegend mit dem Mythos von Sisyphos (Gröning, 1998) oder, noch genauer, mit der Vorstellung der verlassenen Mutter mit einem hoffnungslosen Kind (Elias, 1976) in Verbindung gebracht. Dieses Bild wird von allen Akteuren (un- oder halbbewusst) geteilt, und es durchdringt und formt die verborgene Tagesordnung in Pflegeeinrichtungen (zum Beispiel Krankenstand, Wechsel oder Aufgabe eines Arbeitsplatzes, Schwierigkeiten mit der Führung), die eine Unzufriedenheit mit der Arbeitskultur oder mit erwarteten Verhaltensweisen widerspiegelt. Diese Handlungen sind Zeichen einer Depression auf institutioneller Ebene.

Natürlich hat solch ein ungünstiges Bild etwas von einer maßlosen Verallgemeinerung. Einrichtungen sind sehr verschieden voneinander, und die oben beschriebenen Effekte und Phänomene könnten in kleineren Settings nur minimal ausgeprägt sein. Eine gute Führung und nachhaltiges Validieren der MitarbeiterInnen und dadurch

Validation der PatientInnen machen manche Pflegeheime zu einem besseren Wohnort für die BewohnerInnen, als es deren eigenes Zuhause wäre.

Beruhend auf meinen Beobachtungen in verschiedenen europäischen Ländern zeigen die meisten Einrichtungen der Pflege für Menschen mit Demenz mehr oder weniger die oben beschriebenen Phänomene. In der Folge stellen Beobachtung, Handlungen unterlassen, Identifikation mit dem Individuum, Reflexion und systematische Zielentwicklung professionellen Handelns jetzt und in Zukunft einen seltsam fremden, nicht vereinbaren Faktor innerhalb institutionalisierter Pflegesysteme dar. Viele MitarbeiterInnen einer Einrichtung werden sich nicht mit einem Verfahren identifizieren, das der Öffentlichkeit symbolisch kleine Welten bloßlegt oder ihr Handeln aus der Perspektive einer dritten Person – oder aus der Sicht der Person mit Demenz – ansichtig werden lässt. Das Abbilden von Demenzpflege wird nicht notwendigerweise eine Änderung bewirken, vielmehr sind MitarbeiterInnen unter Umständen versucht, zukünftigem Abbilden von Demenzpflege Widerstand zu leisten. In diesem Punkt unterschätzt DCM den Widerwillen und den Widerstand, mit denen Fachkräfte der Methode begegnen.

4.4 Institutionelle Herausforderungen für DCM-BeobachterInnen

MitarbeiterInnen in Institutionen finden DCM unter Umständen interessant oder gar faszinierend, haben jedoch Probleme mit einer dauerhaften Implementierung des DCM-Prozesses (Beobachtung, Evaluation und Implementieren von Aktionsplänen) innerhalb der bestehenden Ordnung. DCM teilt das Schicksal von Pflegeplanung und anderen rationalen Instrumenten, mit denen versucht wird, Pflege zu individualisieren und den alltäglichen Flow zu unterbrechen. Bei der Supervision von MitarbeiterInnen habe ich die Erfahrung gemacht, dass diese einem Feed-back, bei dem die Praxis kritisiert wird, typischerweise ausweichen, wenn ein DCM-Beobachter aus der Einrichtung selbst oder von der gleichen Station stammt.

4.4.1 Angehörige der Belegschaft als BeobachterInnen

Es mag sein, dass die Rolle der Person unter den in der Pflege tätigen MitarbeiterInnen mit der Rolle eines DCM-Beobachters inkompatibel ist. Oft konfrontiert der Beobachter KollegInnen nicht mit kritischen Aspekten üblicher Praxis; dies würde ihn aus der Gruppe und über diese hinaus heben, dabei ist die Gruppe unter Umständen die einzige Quelle von Unterstützung bei der Ausübung der pflegerischen Rolle. Pflegende scheuen oft vor Konfrontation zurück, suchen nach Sicherheit und möchten Orientierung – so wie auch viele Menschen mit Demenz der Ausrichtung und «Führung» bedürfen. DCM-BeobachterInnen und vor allem Unerfahrenen unter ihnen fällt es unter Umständen schwer, ihre Beobachtungen zu durchdenken, sich auf wesentliche Punkte zu konzentrieren, die Stimme zu erheben und ihre neue Supervisionsrolle zu akzeptieren. Oft fehlt eine etablierte Praxis für ein offenes Kommunizieren über Probleme. Das Gebiet der professionellen Pflege ist über weite Strecken (mit einschlägigen Ausnahmen) nicht vorbereitet auf die Art von Lernen, die DCM erfordert. Dies führt zu nutzlosem Feed-back und setzt das langsame Dahinsterben der Methode in Gang. MitarbeiterInnen benötigen umfassendes Training in Demenzpflege, in Fertigkeiten der Kommunikation sowie in Fertigkeiten im Umgang mit ihren Gefühlen nach dem Feed-back. Demnach ist DCM ein Instrument für die gerontologische und psychiatrische «Elite» und nicht dazu da, Reflexion unter praktisch Tätigen anzuregen, die darauf noch nicht vorbereitet sind.

4.4.2 Außenstehende als BeobachterInnen

Wenn die DCM-BeobachterInnen von außen kommen, ertragen MitarbeiterInnen sie oft passiv, etwa so, wie sie Personalengpässe, Training in Pflegeplanung, Kinästhetik und Validation oder die jüngste Marotte eines neuen Managers ertragen. Im besten Fall finden die MitarbeiterInnen die DCM-Ergebnisse «interessant» und «anregend». Ohne eine umfassende Neuordnung von Dienstleistungsroutinen, fokussiertes Training besonders in Kommunikation und Interaktion, Änderungen in der Führung und – was am wichtigsten ist – ohne Arbeit an der Team-Dynamik und den Gefühlen gegenüber der Institution hat das meiste «interessante Feed-back» wenig Auswirkungen. Die MitarbeiterInnen sind nicht in der Lage, einen Wandel zu bewirken, weil die meisten von ihnen weiterer Schulung in Demenzpflege bedürfen, weil sie ohne die Unterstützung von ManagerInnen, EntscheidungsträgerInnen usw. nicht die Macht haben, die Praxis zu ändern.

Außerdem kommen DCM-BeobachterInnen von außen in der Rolle von «ExpertInnen». Für MitarbeiterInnen, die ihre Situation als hoffnungslos einschätzen, sind externe ExpertInnen oft Fremde, die – wie ManagerInnen – eine vorhandene Team-Dynamik weder verstehen noch sich darum kümmern, oder Erlöser, die den MitarbeiterInnen sagen sollten, was zu tun ist. Beide Rollen sind kontraproduktiv, da sie das Entdecken und Entwickeln der eigenen Erfahrung und Verantwortung verhindern. Der von außen kommende Experte braucht eine Haltung des Kontakts *mit* Distanz, d. h. eine Supervisionsrolle.

Darüber hinaus sind externe SpezialistInnen teuer und werden nur für Erhebungen der DCM-Basislinie von Demenzpflege oder zur Evaluation bestimmter Interventionen beschäftigt. Nur selten wird eine langfristige Entwicklungspartnerschaft ins Auge gefasst. Dabei benötigen Lernprozesse, die zu Einstellungsänderungen führen, Jahre. Oft geschieht es jedoch, dass kleine Schritte angesichts der ersten Krise rasch durch das alte System geschluckt werden. Unter Stress kehrt man zu alten Mustern zurück, und Stress ist in der geriatrischen Pflege überall anzutreffen!

4.4.3 Zusammenfassung

Herausforderungen für DCM-BeobachterInnen sowie das institutionelle Dogma lassen Zweifel dahingehend aufkommen, ob Einrichtungen überhaupt von DCM profitieren können. Das Abbilden von Demenzpflege und Feed-back allein haben nur eine geringe Chance, den Fluss institutioneller Pflegeabläufe zu verändern und zu unterbrechen. Wenn die Methode ihre Wirkung haben soll, sind Veränderungen in der Pflege und in der Implementierung von DCM erforderlich.

4.5 Verbessertes Design zur Implementierung von DCM

Für eine Kultur der Veränderung sind Schlüsselelemente erforderlich. Als Erstes sollte auf breiter Basis ein grundlegendes Verständnis dessen geschaffen werden, was die Fürsorge für Menschen mit Demenz impliziert und erfordert. Zweitens sollte eine kontinuierliche Reflexion von Pflegepraxis in Form von Fallarbeit gefordert werden. Drittens sollte ein System kontinuierlicher Unterstützung (Begleitung und Beratung in und während der Arbeitsprozesse) angeboten und Rollenvorbilder für Personen, die Veränderung bewirken (zum Beispiel qualifizierte Fachpflegepersonen für Menschen mit Demenz in Form von internen Team-Coaches), entwickelt werden. Viertens sollte zwischen dem Management, den Personen, die Veränderung bewirken, und den MitarbeiterInnen eine Vereinbarung über Prioritäten und Vorgehensweisen getroffen werden. Und schließlich sollten die Veränderungen in die Struktur der täglichen Arbeit integriert werden (Müller-Hergl, 2000). Werden all diese Aspekte vollkommen abgedeckt, so führen sie zu einer gründlichen Schulung und Fertigkeitenentwicklung in der Demenzpflege.

Das Bundesministerium für Gesundheit (Stand: 2001) plante ein DCM-gestütztes regionales Qualitätsentwicklungsprogramm. Darin wurde jeweils separat das Potenzial dreier zentraler Veränderungsaspekte untersucht:

1. Untersuchen der soziopsychologischen Theorie von Demenz und der Prinzipien positiver Arbeit an der Person, d. h. Begriffsbildung

2. Sorgen für bewusstes Wahrnehmen von und Empathie für Menschen mit Demenz, d. h. hermeneutisches Verstehen und Fallarbeit

3. Feed-back für Teams und Entwickeln von Aktionsplänen.

Ausgehend von einer breiten Basis elementarer Qualifikation für alle MitarbeiterInnen (Aspekt 1) werden einige Personen zu DCM-BeobachterInnen (Aspekt 3) ausgebildet und helfen bei Regionaltagungen beim Herausarbeiten der besten Praktiken in der Demenzpflege. Diese definierte Praxis wird zur empirischen Grundlage für das Evaluieren von Neuerungen auf dem Gebiet der Demenzpflege. Aspekt 1 kann vielfältigen Zwecken dienen. Er ist nicht zwingend mit DCM verbunden, sondern könnte zum Beispiel genauso gut für Fragen des Managements und der Führung in Demenzpflege eingesetzt werden.

Im DCM-Programm des Bundesministeriums für Gesundheit bildet Aspekt 1 den Eckstein eines Seminars, in dem alle MitarbeiterInnen mit grundlegenden Informationen zur Demenzpflege versorgt werden. Daran anschließend folgt ein Training in integrativer Validation, Kinästhetik, sensorischer Stimulation und Erinnerungsarbeit sowie ein Training in nonverbaler Körperkommunikation, wie zum Beispiel Körpermimikry und tonischer Dialog. Die Vorstellung ist, dass die meisten MitarbeiterInnen unabhängig davon, ob sie Fachkraft sind oder nicht, kein grundlegendes Training für die Arbeit mit älteren Menschen und ihren speziellen soziopsychologischen Bedürfnissen erhalten haben. Dementsprechend müssen alle neuen MitarbeiterInnen während ihres ersten Arbeitsjahres dieses Training durchlaufen.

Die Erziehung zu Empathie und Bewusstheit – etwa durch das DCM-Kodiersystem – kann vielfältigen Zwecken dienen:

- in der Grundausbildung von medizinischem Fachpersonal

- zur Schulung psychiatrischer Fachpflegepersonen

- für Heimaufsichten und MitarbeiterInnen anderer Aufsichtsbehörden und Kontrollinstanzen

- für ForscherInnen (Wahrnehmung erfordert Engagement).

Das Sich-Hineinversetzen in eine andere Person ist jedoch anfällig für Projektion: Dies betrifft in besonderem Maße Verhaltenskategorie C (kalt – zurückgezogenes Verhalten). Über Passivität und «vegetatives» Verhalten von Menschen mit Demenz ist wenig bekannt. Die hiermit angedeuteten Probleme der Validität und der Reliabilität können am besten dadurch angegangen werden, dass die Verwendung dieser Kodes eine genaue Selbstbeobachtung des DCM-Beobachters (d. h. reaktive Beobachtung) sowie ein ausgedehntes Training im Erkennen der emotionalen Bedeutung verschiedener Formen des Gesichtsausdrucks, des motorischen Ausdrucks und der Körpersprache voraussetzt (Lawton et al., 2000; die größtenteils unveröffentlichten Arbeiten von Kirsten Markgraf in Deutschland). Dies impliziert, zwischen den Antworten auf vier Fragen zu unterscheiden:

1. Was genau sehe ich?

2. Was fühle ich, und welches sind meine inneren Bilder?

3. An was (in meiner eigenen Geschichte) erinnert es mich?

4. Wie interpretiere ich die Situation?

Menschen müssen auf disziplinierte Weise lernen, sich der Differenz von Beobachtung und Interpretation bewusst zu werden und zu unterscheiden. Dadurch erwerben sie Fertigkeiten, die normalerweise in ethnologischen Studien eingesetzt werden. Menschen mit Demenz zu verstehen beinhaltet, über Körpersprache zu reflektieren, und damit sich auf eine andere Person durch ausschließlich nonverbale Mittel einzustimmen. Sich einzustimmen beinhaltet das Beobachten des Muskeltonus, der

Atmung, des Bewegungsrhythmus, der Stellung der Körperteile im Raum, des Blickkontaktes und der Gestik, zunächst einmal bei sich selbst und dann bei der anderen Person. Man muss lernen, wie Emotionen und Stimmungen über die eigene Körpersprache vermittelt werden, bevor man zuverlässig in der Lage ist, das Spektrum der Gefühle beispielsweise in Verbindung mit Apathie zu erspüren und zu erkennen. An nonverbaler Körpersprache zu arbeiten diszipliniert die eigenen Beobachtungen und ist ein Weg, um Beobachtung von Interpretation zu unterscheiden. Die Bewegungen, Gesten, Geräusche und Atmung einer anderen Person imitieren zu lernen versetzt die beobachtende Person in die Lage, kompetente Vermutungen hinsichtlich ihres Wohlbefindens abzugeben und sich in eine parallele Position zu begeben, die Voraussetzung für Verstehen ist.

Im Projekt des Bundesministeriums für Gesundheit ist das Training zur Anwendung von DCM in das Lernen von Körpersprache ansatzweise integriert. Ausgehend von einer Grundausbildung (Aspekt 1) verfolgen die BeobachterInnen ihre kodierten Beobachtungen (Aspekt 2) und treffen sich in supervidierten Gruppen (Aspekt 3). Rollenspiel und Diskussion dienen dazu, die Unterscheidung zwischen Beobachtung und Interpretation zu überprüfen. Individuelle Emotionen treten zu Tage. Wer in disziplinierter Weise zu beobachten lernt, arbeitet an der eigenen Sensibilität und Sensitivität, und dies zunächst ohne die Belastung, einem Team Feed-back zu geben. Die wichtigste Intervention auf diesem Niveau ist die Veränderung, die Beobachtung und Reflexion bei Fachpersonal auslösen.

Nur eine kleine, ausgewählte Anzahl von BeobachterInnen entschließt sich, über ihre externe Perspektive ein formelles Feed-back zu geben (Aspekt 3). Die Validität der Datenverarbeitung in der 7. Ausgabe des DCM-Manuals (Bradford Dementia Group, 1997) ist stellenweise fragwürdig, wie ausführlicher in Kapitel 2 erörtert wird. Die Hauptaufgabe besteht demnach darin, BeobachterInnen darin zu trainieren, ihre Abbildungen der Demenzpflege auf phänomenologische und hermeneutische Weise durchzuarbeiten und zu reflektieren, d. h. unter Einsatz zentraler qualitativer Aussagen und unter Konzentration auf Aspekte, die die MitarbeiterInnen für authentisch halten, weil sie:

- detailliert und präzise
- relevant und auf den Punkt gebracht
- empathisch und fürsorglich sowie
- auf handhabbare Veränderung und Entwicklung ausgerichtet sind.

Nach dem Abbilden treffen sich die BeobachterInnen in ihren Gruppen, teilen sich ihre Gefühle mit und denken über ihre Beobachtungen nach. Begleitet von SupervisorInnen und erfahrenen TrainerInnen bereiten die TeilnehmerInnen Feed-back-Sitzungen mittels Rollenspiel vor. Die Fähigkeit, eigene Beobachtungen zu akzeptieren, sie vor einer Gruppe zu verteidigen und zu einem gemeinsamen Verständnis und Plan zu gelangen, ist offensichtlich eine grundlegende Fertigkeit der professionellen Pflege und Betreuung. DCM dient dazu, an diesen Basisfertigkeiten zu arbeiten.

DCM-BeobachterInnen lernen, ihre Rolle zu formen und in ihr allgemeines Berufsbild zu integrieren. Zu Anfang geben sie ein rudimentäres Feed-back. Nach ein paar Abbildungen von Demenzpflege, die mit SupervisorInnen nachbearbeitet werden, beginnen sie, zusammen mit dem Team Aktionspläne zu entwickeln. Nach und nach lernen sie, die Team-Dynamik herauszuarbeiten und zu erkennen, wie sie ihr Feed-back danach richten, was ein Team vertragen kann.

Mindestens drei Jahre lang stehen KoordinatorInnen der Städte und Kreise als ModeratorIn des Gesamtprozesses zur Verfügung. Diese Personen stehen in engem Kontakt mit dem Management, um Abbildungen, Feed-back und Aktionspläne zu koordinieren. Jedes Team ist verpflichtet, Aktionspläne zu entwickeln und sie dem Management mitzuteilen.

Kitwood (1997) hatte den «reflektierenden Praktiker» in der Demenzpflege ins Auge gefasst. Reflexion muss auf beiden Seiten gelernt werden: von den MitarbeiterInnen als echte Entwicklungschance und seitens der BeobachterInnen, um die Entwicklungsfähigkeit der MitarbeiterInnen voranzubringen. Der Einsatz von DCM als Feed-back-Instrument ist das Ergebnis eines Prozesses, der Zeit und Energie benötigt. Zu den Faktoren, die diesen Prozess ganz offensichtlich formen, gehören Schulung, ein internes Unterstützungssystem für die BeobachterInnen und externe Supervision. Ein nützliches Feed-back setzt voraus, dass die Beobachterin bzw. der Beobachter persönlich gereift, professionell und für die Sichtweisen anderer offen ist. Die meisten Pflegeeinrichtungen haben elementare Schwierigkeiten, ohne wesentliche und nachhaltige Unterstützung von außen all diese Qualitäten zu kultivieren. Dies gilt auch für viele Einrichtungsleitungen, die sich mit kritischem Feed-back in der Regel sehr schwer tun.

4.6 Schlussfolgerungen

In diesem Kapitel wird dargelegt, dass Beobachtung und Feed-back der Logik im Denken und Handeln der institutionellen Pflege in Deutschland widersprechen. DCM kann daher nur in Einrichtungen angewandt werden, die in ihrem Lernprozess schon weit fortgeschritten sind. Für eine kompetente Anwendung des Instruments bedarf es weit mehr als dessen, was in einem Drei-Tage-Kurs vermittelt wird. Am Anfang ihrer Laufbahn stehende DCM-BeobachterInnen sollten nur ein kurzes Feed-back zu ihren Beobachtungen geben. Feed-back-Geben erfordert folgende Fertigkeiten:

1. die Analyse, ob eine Einrichtung für DCM bereit ist, und

2. die Entwicklung eines vernünftigen Handlungsplans mit dem Team.

Wer das tut, sollte sich weiteren Trainings unterziehen und zumindest den Status des DCM-Evaluators anstreben.

Über die bereits erwähnten Punkte hinaus müssen bei einer Implementierung von DCM noch folgende Aspekte berücksichtigt werden:

bitte
frankieren

Buch und CD-ROM.
2., unveränderte Auflage 2001.
966 Seiten, 1075 meist farb. Abb.,
Gb € 19.95 / Fr. 34.20
(ISBN 3-456-83559-0)

2001. 406 Seiten,
9 Abb., 10 Tab., Kt
€ 39.95 / Fr. 68.–
(ISBN 3-456-83525-6)

Antwort

Verlag Hans Huber
Lektorat Pflege
Länggass-Strasse 76

CH-3000 Bern 9

Absender/in

_____

_____

_____

_____ @ _____

Ich bin in folgender Funktion tätig:

O Krankenschwester/-pfleger
O Altenpfleger/in
O Kinderkrankenschwester/
  Kinderkrankenpfleger
O Hebamme/Geburtshelfer
O Stations-/Wohnbereichsleitung

O Praxisanleiter/in
O Lehrer/in für Pflegeberufe
O Pflegedienstleitung
O Pflegeschüler/in
O Student/in _____
O Sonstiges _____

Sind Sie eventuell an einer Mitarbeit im Verlag Hans Huber als
Autor/in interessiert?

O Ja   O Bitte senden Sie mir einen Autorenfragebogen zu.
O Ja, ich möchte Produktinformationen für Hans Huber verteilen.
O Bitte senden Sie mir _____ aktuelle(n) Pflegeprospekt(e) zu.

Zur weiteren Information können Sie uns auch gerne anrufen:
0041-31-300 45 00 (Lektorat Pflege), im Internet besuchen:
http://Verlag.HansHuber.com oder eine E-Mail senden:
georg@hanshuber.com

📖 Wir verlosen unter den eingegangenen Rücksendungen jeweils
am 1.12. des Erscheinungsjahres eine Reihe von Fachbüchern!*

*) Die Verlosung findet unter Ausschluss des Rechtsweges statt.
Die Gewinner werden von uns schriftlich benachrichtigt.

Ihre Meinung ist uns wichtig – und auch etwas wert! 📖

1. Bitte nennen Sie uns Autor/Titel des Buches, das Sie erworben haben:

   _____

   _____

2. Wie bewerten Sie das Buch?

   (1 = sehr gut)

	1	2	3	4	5
	O	O	O	O	O

3. Bitte beurteilen Sie das Buch nach folgenden Kriterien:

   (1 = sehr gut)

	1	2	3	4	5
Fachliche Qualität	O	O	O	O	O
Praxisorientierung	O	O	O	O	O
Abbildungen	O	O	O	O	O
Verständlichkeit der Sprache	O	O	O	O	O
Layout	O	O	O	O	O
Ausstattung (Umfang, Format)	O	O	O	O	O
Preis-Leistungs-Verhältnis	O	O	O	O	O

4. Wie könnte das Buch Ihrer Meinung nach noch verbessert werden?

   _____

   _____

5. Welche vergleichbaren Bücher decken diese Thematik Ihrer Meinung nach besser ab?

   _____

   _____

6. Zu welchem Thema vermissen Sie noch ein gutes Lehrbuch/Fachbuch?

   _____

   _____

7. Wie wurden Sie auf das Ihnen vorliegende Buch aufmerksam?

   O Empfehlung eines Kollegen/Dozenten   O Nova/Halbjahresvorschau

   O Buchhandel   O Rezension in _____

   O Pflegegesamtverzeichnis   O Anzeige in _____

   O Internet   O Fachbuch _____

   O Zeitschrift «Pflege»   O Sonstiges _____

📖 Siehe Vorderseite

- eine Analyse der Umgebungsfaktoren

- Entscheidungskompetenzen und Optionen, die den MitarbeiterInnen zur Verfügung stehen (flache Hierarchien, Selbstbestimmung, Unterstützungssysteme)

- eine Analyse und Beschreibung von Einstellungen der MitarbeiterInnen gegenüber Menschen mit Demenz und ihres Wissens über diese Menschen

- der Ausbildungsstand der MitarbeiterInnen

- eine Analyse von Leitungs- und Führungsverständnis in gerontopsychiatrischer Arbeit

- ein Bewusstsein für Rituale und Routinen in der Pflegeumgebung, eine Bewusstmachung von Geschichte, Stil und Kultur im Miteinander.

Und schließlich sollten mehrere Nachbetreuungen und Supervisionssitzungen mit den BeobachterInnen die Implementierung von DCM begleiten. DCM ist ein bedeutender Eingriff in eine Institution und bedarf sorgfältiger Vorbereitung und Unterstützung.

Literatur

Berger, H. (2001): Gesundheitsförderung – Ein Perspektivenwechsel in der Psychiatrie. *Dr. med. Mabuse, 26* (129), 46 ff.

Bradford Dementia Group (1997): Evaluating Dementia Care: The DCM Method (7th ed.). University of Bradford, Bradford, England.

Darmann, I. (2000): Anforderungen der Pflegeberufswirklichkeit an die kommunikative Kompetenz von Pflegekräften. *Pflege, 13* (4), 219–225.

Deutsche Alzheimer-Gesellschaft (2001): Stationäre Versorgung von Alzheimer-Patienten. Leitfaden für den Umgang mit demenzkranken Menschen. Deutsche Alzheimer-Gesellschaft e.V., Berlin.

Dörner, K. et al. (2001): Für eine Auflösung der Heime: Anforderungen an den Deutschen Bundestag, eine Kommission zur «Enquête der Heime» einzusetzen. *Dr. med. Mabuse, 26* (133), 29 ff.

Eibl-Eibesfeldt, I. (1982): Liebe und Hass: Zur Naturgeschichte elementarer Verhaltensweisen. Piper, München.

Elias, N. (1976): Über den Prozess der Zivilisation. Bd. 1. Suhrkamp, Frankfurt.

Feil, N. (2002): The Validation breakthrough: Simple techniques for communicating with people with «Alzheimer's-type dementia» (2nd ed.). Health Professions Press, Baltimore.

Förstl, H. (2001): Demenzen in Theorie und Praxis. Springer, Berlin.

Grond, E. (1996): Praxis der psychischen Altenpflege. Werk-Verlag Dr. Edmund Banaschewski GmbH, München.

Grond, E. (1997): Altenpflege als Beziehungspflege. Kunz, Hagen.

Gröning, K. (1998): Entweihung und Scham. Grenzsituationen bei der Pflege alter Menschen. Mabuse-Verlag, Frankfurt/Main.

Gröning, K. (2000): Institutionelle Mindestanforderungen bei der Pflege von Dementen. In: P. Tackenberg, A. Abt-Zegelin (Eds.), *Demenz und Pflege*. Mabuse-Verlag, Frankfurt/Main.

Gröning, K.; Bauer, A. (1995): Institutionsgeschichten, Institutionsanalysen: Sozialwissenschaftliche Einmischungen in Etagen und Schichten ihrer Regelwerke. Ed. diskord, Tübingen.

Kitwood, T. (1997): Dementia Reconsidered: The Person Comes First. Open University Press, Buckingham, England. [dt.: Demenz. Der person-zentrierte Ansatz im Umgang mit verwirrten Menschen. Hans Huber, Bern; 3., erw. Auflage 2004.]

Koch-Straube, U. (1997): Fremde Welt Pflegeheim. Eine ethnologische Studie. Hans Huber, Bern.

Lawton, M. P. et al. (2000): Emotion in people with dementia: A way of comprehending their preferences and aversions. In: M. P. Lawton, R. L. Rubinstein (Eds.), *Interventions in Dementia Care*. Springer Publishing Co., New York.

Morton, I. (1999): Person-Centred Approaches to Dementia Care. Winslow, Bicester.

Müller-Hergl, C. (2000): Personen – Programme – Prozeduren: Perspektiven einer Weiterbildung für Demenzpflege und Gerontopsychiatrie im Praxisverbund. In: P. Tackenberg, A. Abt-Zegelin (Eds.), *Demenz und Pflege*. Mabuse-Verlag, Frankfurt/Main.

Muthesius, D. (2000): Musiktherapie in der stationären Altenpflege – Koflikte und Kooperationen. *Dr. med. Mabuse, 25* (127), 30 ff.

Schopp, A. et al. (2001): Autonomie, Privatheit und die Umsetzung des Prinzips der «informierten Zustimmung» im Zusammenhang mit pflegerischen Interventionen aus der Perspektive des älteren Menschen. *Pflege, 14* (1), 29–37.

Teising, M. (Ed.) (1998): Altern. Äußere Realität, innere Wirklichkeiten. Westdt. Verl., Opladen/Wiesbaden.

van Haitsma, K.; Lawton M. P.; Kleban, M. H. (2000): Does Segregation help or hinder? Examining the role of homogeneity in behavioural and emotional aspects of quality of life for persons with cognitive impairment in the nursing home. In: Holmes, D.; J. A. Tesesi, M. Ory (Eds.), *Special Care Units*. Sardi

Wojnar, (2001): Demenzkranke verstehen. In: P. Dürrmann (Ed.), *Besondere stationäre Dementenbetreuung*. Vincentz, Hannover.

Wolber, E. (1998): Von der ritualisierten Distanz in Pflegepraxis und Pflegetheorie zu einer Begegnung auf Augenhöhe. Pflege 11 (3), 149–155.

5

Anthea Innes
Der Einsatz des DCM zu Zwecken der Pflegeplanung

Eine DCM-Evaluation erzeugt reichlich Daten. Allein die vier Kodierungsrahmen produzieren viele Informationen über die beobachteten Individuen und die Patientengruppe als Ganzes. Außerdem werden allgemeine Beobachtungen des Settings – ethnographischen Beobachtungen ähnlich (Hammersley/Atkinson, 1995) – als Feldnotizen aufgezeichnet, um zusätzliche Informationen und das Potenzial für weitere Ideen zur Verbesserung und Entwicklung eines Pflege-Settings zu liefern. Für weitere Informationen über allgemeine Beobachtungen siehe Kapitel 3. Im vorliegenden Kapitel wird betrachtet, wie unter den vier Kodierungsrahmen gesammelte Daten dazu verwandt werden können, Pflegepläne für Individuen mit Demenz und für die gesamte Patientengruppe zu entwickeln. Außerdem werden Beispiele für den Einsatz ethnographischer Beobachtungen zur Entwicklung von Pflege geliefert. Das Kapitel schließt mit einem Abriss der Möglichkeiten von Pflegeplänen, die auf biografische Informationen zur Ergänzung von DCM-Daten zurückgreifen.

5.1 Praktische Anwendungen des DCM

Verschiedene praktische Anwendungen des DCM leiten sich aus den vier Kodierungsrahmen her:

1. Kodieren von Verhaltenskategorien (*Behaviour Category Coding*, BCC)

2. Well-and-Ill-Being (WIB)

3. personale Detraktionen (*Personal Detractions*, PDs)

4. positive Ereignisberichte (*Positive Event Records*, PERs).

Diese Kodierungsrahmen werden in den folgenden Abschnitten eingehend beschrieben.

5.1.1 Verhaltenskategoriekodes

Eine Stärke des DCM liegt im Spektrum der Erfahrungen, die im Rahmen des Kodierens von Verhaltenskategorien (BCC) erfasst werden. Die Aktivitäten oder Verhaltensweisen einer jeden beobachteten Person bieten eine reiche Quelle für MitarbeiterInnen-Teams, um über den Ablauf des Pflegetages sowie über das Niveau des Inputs nachzudenken, das jede Person mit Demenz von hauptberuflich Pflegenden und anderen Personen erhält oder benötigt. Das Erörtern von BCC-Daten erlaubt eine kurze und bündige Zusammenfassung des beobachteten Zeitraums und bietet dem Team Gelegenheiten zum Abwägen des Niveaus an Input, dessen eine Person unter Umständen bedarf, um ihr Wohlbefinden zu steigern.

Das grafische Darstellen von BCC-Daten bietet den MitarbeiterInnen ein Mittel, um zu diskutieren, warum bestimmte Verhaltenskategorien bei einer oder allen beobachteten Personen fehlen oder hoch bzw. niedrig besetzt sind. Ein Beispiel zeigt **Abbildung 1**. In diesem Beispiel würde über niedrige Aktivitätsgrade, wie etwa Selbstausdruck (*E*), Werken (*H*) und Intellektuelles (*I*) gesprochen. Man würde Anregungen seitens der MitarbeiterInnen bezüglich der Einführung von Aktivitäten festhalten, die den Personen unter Umständen Freude bereiten, in der Absicht, ihr Wohlbefinden zu erhöhen. Auch über niedrige Grade an Distress (*D*) und Momente, in denen die MitarbeiterInnen nicht auf Personen reagierten (*U*), könnte gesprochen werden, indem Strategien aufgezeigt werden, welche die MitarbeiterInnen übernehmen, um Distress der Individuen zu vermeiden oder sensibel damit umzugehen. Das Vorliegen hoher Grade an Distress (*D*) gibt den MitarbeiterInnen Gelegenheit, darüber nachzudenken, warum dies so ist und wie sie mit schwierigen Situationen umgehen können. Für eine vollständige Erläuterung der in Abbildung 1 wiedergegebenen Kodes siehe Tabelle 2 der Einleitung.

5.1.2 Wohlbefinden und Unwohlsein

Daten zum Wohlbefinden und Unwohlsein bzw. Well-or-Ill-Being-Daten (WIB-Daten) können auch grafisch dargestellt werden. Dies liefert den MitarbeiterInnen eine Übersicht über die Zeit, die Einzelpersonen oder die Patientengruppe in jeder der sechs WIB-Bereiche zubrachten. Für eine vollständige Erläuterung der WIB-Kodes siehe Tabelle 2 der Einleitung. **Abbildung 2** auf S. 90 zeigt WIB-Daten für eine Gruppe. In dieser Stichprobe zeigen die WIB-Daten oft Spitzenwerte auf dem Niveau von +1. Sie geben den MitarbeiterInnen Gelegenheit zu untersuchen, warum die Niveaus +3 und +5 für das Wohlbefinden wenig oder gar nicht vorkamen und wie sie an dieses Fehlen herangehen. Die BCC-Daten könnten dann zusammen mit WIB-Daten dazu verwandt werden, den MitarbeiterInnen Überlegungen zu ermöglichen, ob zum Beispiel mehr 1:1-Interaktionen den Personen nutzen würden, ob Aktivitäten wie das Lösen von Kreuzworträtseln beliebt wären oder ob sich das Erleben von Mahlzeiten verbessern ließe. Es lassen sich auch individuelle WIB-Grafiken erstellen. Zeigen sich bei einer Person hohe Zeitwerte in den −3- und −5-Bereichen, können Mitarbeite-

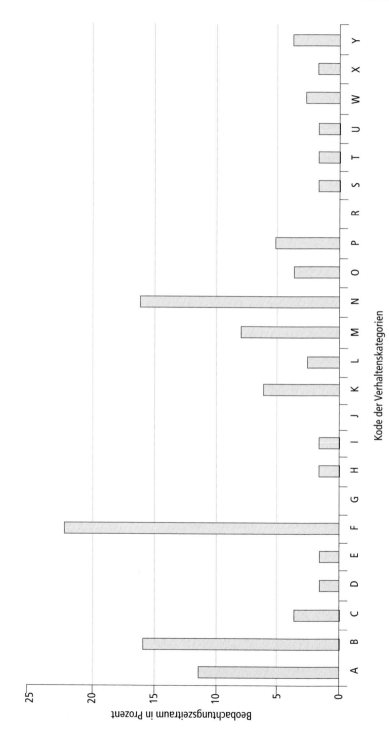

Abbildung 1: Beispiel für die Kodierung der Werte verschiedener Verhaltenskategorien

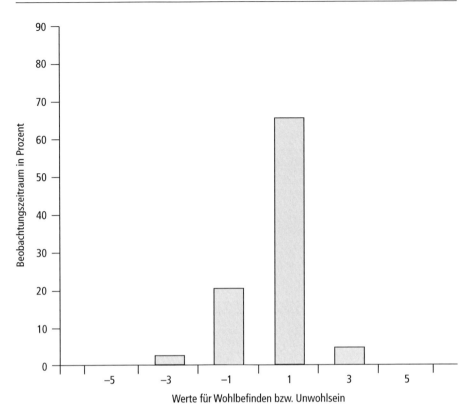

Abbildung 2: Gruppen-bezogene WIB-Punktzahlen

rInnen ihre Aufmerksamkeit darauf zu konzentrieren beginnen, wie sich das Wohlbefinden der Person verbessern ließe, oder sie könnten zum Beispiel einer extrem ängstlichen Person Unterstützung und Sicherheit bieten. Es ist wichtig, Grafiken für Einzelpersonen und für die Gruppe zu erstellen, da das Gruppenprofil hohe Grade an Unwohlsein einer Einzelperson verschleiern könnte.

5.1.3 Personale Detraktionen

Kitwood (1997) arbeitete Kategorien von personalen Detraktionen als Beispiele maligner Sozialpsychologie heraus. Exemplarische Rollenspiele beobachteter personaler Detraktionen können sehr effektiv sein, indem sie innerhalb des Teams zu Diskussionen über Wege einer Verringerung von PDs führen. Individuelle Pflege-Zusammenfassungen *(Individual Care Summaries)* als Teil eines Berichts an das MitarbeiterInnen-Team dokumentieren die Datenanalyse ebenso wie Kommentare der MitarbeiterInnen und BeobachterInnen am Pflegetag. Diese Informationen liefern einen Ausgangspunkt zur Entwicklung eines Pflegeplans für die Person mit Demenz.

Ort: Sunnyvale Court   *Datum:* 1. Dezember

Teilnehmer/In: Vincent   *Beobachtungszeitraum:* 9.00 bis 15.00 Uhr

Profil der Well-or-Ill-Being-Werte (WIB-Werte)

WIB-Wert	−5	−3	−1	+1	+3	+5
Prozentsatz der beobachteten Zeit	N/A	2	16	80	2	N/A

Höchste Werte im Kodieren von Verhaltenskategorien (BCC)

BCC	A	B	K	T	F
Prozentsatz der beobachteten Zeit	6	29	33	8	16

Anmerkungen zur Pflege und Lebensqualität:

Vincent hielt sich in vieler Hinsicht selbst in Gang. Er ging im Gebäude und im Garten umher und verbrachte Zeit damit, Fenster und Türen zu schließen und in Schränke zu schauen. Er bat um Zigaretten und Getränke, obwohl diese Bitten nicht immer wahrgenommen wurden. Bisweilen drängte er sich in den Bereich anderer BewohnerInnen, wobei sich sein Handeln jedoch hätte abschwächen lassen, wenn Vincent mehr Aktivitäten gehabt hätte, die ihn glücklich beschäftigt gehalten hätten. Er schien Kontakt zu anderen zu suchen. Er genoss seine Mahlzeiten, jedoch schien es, als würde er sich noch ein zweites Mal bedienen wollen, da er noch hungrig war und versuche, Nahrung von den Tellern anderer Bewohner-Innen zu nehmen.

Anmerkungen zu personalen Detraktionen:

Leichtes Ignorieren: Bei zahlreichen Gelegenheiten bat Vincent um eine Zigarette, erhielt jedoch keine Antwort.
Leichtes Invalidieren: Bei einer Gelegenheit wurde seine Sichtweise übersehen. Als Vincent andere im Raum als «schlafend» beschrieb, versuchten MitarbeiterInnen ihn dazu zu bringen, zu akzeptieren, dass diese Personen fernsähen und nicht schliefen.
Mäßiges Überholen: Es gab einen Vorfall mit Überholen. MitarbeiterInnen versuchten, Vincent rasch zur Toilette zu bringen, und das belastete ihn.

Allgemeine Anmerkungen:

Vincent räumte nach dem Essen ab, sodass sich aus dieser Handlung u. U. mehr machen ließe, um ihn beim Abräumen und Abwischen von Tischen zu integrieren. Mehr Ermutigung zum Singen und Klavierspielen kann helfen, Vincents Wohlbefinden zu erhalten und zu verbessern, da er beide Aktivitäten eindeutig mag. Nach dem Mittagessen ist vielleicht die beste Zeit für den Versuch, Zeit mit Vincent zu verbringen, da er nach dem Essen mehr Energie zu haben scheint. Unter Umständen verbringt er auch gerne Zeit für sich allein. Die Art, in der Vincent andere ansah, die miteinander sprachen oder Karten spielten, lässt jedoch vermuten, dass er bisweilen vielleicht auch mit anderen glücklich ist.

Abbildung 3: Beispiel für eine individuelle Pflegeübersicht

Die in der individuellen Pflege-Zusammenfassung vermerkten PDs können in Bezug auf die Aktivitäten und das Wohlbefinden der Person mit Demenz betrachtet werden und erlauben das Entstehen einer ganzheitlichen Betrachtung des Pflegeplans. **Abbildung 3** auf S. 91 zeigt ein Beispiel für eine individuelle Pflegeübersicht.

5.1.4 Positive Ereignisberichte

Der in der 7. Auflage des DCM-Manuals (Bradford Dementia Group, 1997) umrissene Kodierungsrahmen für positive Ereignisse ist der am wenigsten entwickelte DCM-Kodierungsrahmen. Kitwood (1997) ließ sich über die Begrifflichkeit anhand einer Erörterung der *positiven Arbeit an der Person* aus. Dieses Rahmenwerk hat den in der praktischen Demenzpflege Tätigen, dem Manager, der Person mit Richtlinienkompetenz (auf Organisationsebene) und der Aktionsforscherin viel zu bieten. Eines der Grundprinzipien des DCM ist, Pflegepraktiken und das Leben von Menschen zu entwickeln und zu verbessern (s. a. Kap. 1 für eine Darstellung der theoretischen Ursprünge des DCM). Für die am Pflege-Setting Beteiligten bietet positive Arbeit an der Person daher Indikatoren einer guten Praxis und Bereiche, die weitere Betrachtung lohnen. Die Entwicklung dieses Rahmenwerks ist ein jüngeres Studiengebiet

---

Zeit: regelmäßige Intervalle im Laufe des Pflegetages

TeilnehmerIn: Rosemary

Beschreibung des positiven Ereignisses: Rosemary schien eine äußerst ängstliche Frau zu sein. Ihre teilweise Blindheit trug zu ihrem Bedürfnis nach Rückversicherung und verbalen Erläuterungen dessen bei, was in ihrer Nähe war und geschah. In ständigen Angeboten von Sicherheit durch Sprache und Berührung zeigte das Team der MitarbeiterInnen Empfindsamkeit und Geschick. Andere PatientInnen, die im selben Bereich saßen wie Rosemary wurden angehalten, auf sie zu reagieren, was zu vielen kurzen, aber lebhaften Momenten des Austauschs und der Diskussion in der Gruppe der PatientInnen als Ganzes führte.

Bedeutung: Das Team der MitarbeiterInnen erleichterte Interaktionen zwischen Rosemary und anderen BewohnerInnen, was zu erhöhtem Wohlbefinden all derer führte, die im Aufenthaltsraum saßen. Die MitarbeiterInnen würdigten Rosemary's Angst, und ihre Unterstützung führte oft dazu, dass Rosemary sich sichtbar entspannte und sagte: «Jetzt geht es mir besser. Danke, meine Liebe.»

Abbildung 4: Beispiel für einen positiven Ereignisbericht

(s. Kap. 6). So nahmen zum Beispiel Kasayka et al. (2001) die Perspektiven von Musik-, Tanz- und KunsttherapeutInnen in eine Untersuchung der Beziehung zwischen heilenden Kunsttherapien und dem vollen Spektrum von Konzepten der positiven Arbeit an der Person auf, als da sind: Anerkennen, Verhandeln, Zusammenarbeiten, Spielen, Timalation (direktes Ansprechen der Sinne), Entspannung, Validation, Halten, Geben, Erleichtern (engl. *facilitation*), künstlerisch Gestalten und Feiern. Solch ein Ansatz könnte für die Pflege durch andere in der Pflege Tätige, Pflegepersonen, SozialarbeiterInnen und BeschäftigungstherapeutInnen entwickelt werden. Dieser Ansatz böte nicht nur eine Aufzeichnung der positiven Ereignisse, wie zum Beispiel in **Abbildung 4** auf S. 92 gezeigt, sondern würde die in der Pflege tätige Person auch darauf hinweisen, wie sich ihre vorhandenen Fertigkeiten und ihr gegenwärtiges Berufsverständnis auf das Wohlbefinden von Menschen mit Demenz auswirken.

5.2 Schlussfolgerungen für die Pflegeplanung

Die in den Abbildungen 1 bis 2 gezeigten Datenbeispiele verdeutlichen die detaillierten Informationen, die für die Gruppe und für jede einzelne Person mit Demenz präsentiert werden können. Diese Daten beleuchten das Wohlbefinden insgesamt, Verhaltens- und Aktivitätsmuster sowie spezielle Beispiele, in denen Menschen mit Demenz eine PD (mit dem Potenzial, das Wohlbefinden zu verringern) oder ein positives Ereignis (mit dem Potenzial, das Wohlbefinden zu steigern) erlebten. Das Team hat daher einen Ausgangspunkt für die Entwicklung von Pflegeplänen, die sich auf die psychosozialen Aspekte von Pflege konzentrieren. Diese Informationen werden weiter ergänzt durch die ethnografischen Beobachtungen, die von vielen DCM-BeobachterInnen aufgezeichnet werden. So können zum Beispiel Kernthemen, die aus Beobachtungen des Settings in seiner Ganzheit hervorgehen, in den Evaluationsbericht aufgenommen werden. Häufige Themen, die sich aus dem Abbilden ergeben, sind:

- Auch wenn verständlich ist, dass MitarbeiterInnen bisweilen durch andere Anforderungen der Patienten abgelenkt sind, brauchen alle Patienten regelmäßig Flüssigkeit. Dieser Punkt ist besonders wichtig angesichts der Ergebnisse des *Food-for-Thought*-Berichts (Alzheimer's Society, 2000), in dem dargelegt wurde, dass Menschen mit Demenz in Kliniken oder Pflegeheimen nicht genug zu trinken bekommen.

- Fernsehen und Radio werden in ungeeigneter Weise eingesetzt: Manchmal ist beides gleichzeitig im selben Raum eingeschaltet. Dies schafft ein lautes und desorientierendes Umfeld und verringert die Möglichkeiten bedeutungsvoller Kommunikation (Goldsmith, 1996).

- Der Gruppe werden nur niedrige Aktivitätsgrade geboten. Oft profitieren ein paar BewohnerInnen, die wortgewandter, beweglicher und (physisch oder kognitiv) fähiger sind, regelmäßig von Aktivitäten, während weniger wortgewandte, bewegliche und fähige ausgeschlossen werden. Beruhend auf dem WIB-Kodierungsrahmen führt dieser Ausschluss zu beobachtbaren Auswirkungen auf das Wohlbefinden der Betroffenen.

Die für Einzelpersonen erhobenen spezifischen Punkte können demnach in Bezug auf allgemeine Beobachtungen im Pflege-Setting betrachtet werden. Dieser Vergleich kann zum Beispiel dazu führen, dass Zeiten des Essens und Trinkens mehr Aufmerksamkeit gewidmet wird, damit Einzelne nicht dehydrieren und möglicherweise noch verwirrter werden. Bei einer Betrachtung der physischen Umgebung können der Einsatz von Medien als Ersatz für Aufmerksamkeit seitens der Pflegenden und die Möglichkeit, dass eine lärmende, desorientierende Umgebung den Angst- und Stresspegel sowohl für Patienten als auch für MitarbeiterInnen erhöht, untersucht werden. Auch die Örtlichkeit von Aktivitäten kann betrachtet werden. Ein alternativer, größerer Raum könnte dazu dienen, den nicht unmittelbar Teilnehmenden das Beobachten zu erlauben, d. h. passiv Teilnehmende zu integrieren. Ferner kann das Spektrum angebotener Aktivitäten betrachtet werden, was vielleicht zu der Erkenntnis führt, dass die MitarbeiterInnen weitere Entwicklungschancen brauchen. Für eine Erörterung des sich aus dem DCM ergebenden Trainings- und Entwicklungsbedarfs von MitarbeiterInnen siehe Kapitel 6.

5.3 DCM, Biografie und Pflegeplanung

Nach anfänglichen Beobachtungen des Pflege-Settings machen DCM-BeobachterInnen oft anekdotische Anmerkungen zum scheinbar mangelnden Bewusstsein der Pflegenden für die Biografie der Beobachteten. Diskussionen mit den MitarbeiterInnen bei den Feed-back-Sitzungen (siehe Phase 4 in Tab. 3 der Einleitung) widersprechen diesem Eindruck oft. Eine Pflegekraft, vor allem jemand mit besonderer Verantwortung für die Person mit Demenz, wie zum Beispiel die betreffende Bezugspflegeperson, verfügt über reichlich Informationen über die jeweilige Person. Leider werden diese Informationen nicht immer mit den übrigen Mitgliedern des Teams geteilt. Verlässt ein Mitglied des Teams das Pflege-Setting, so gehen die mit der Zeit angesammelten Informationen mit ihm. Dies spricht für einen Bedarf an formeller Biografiearbeit innerhalb von Pflege-Settings (Murphy, 1994), mit Informationen, die in Büchern oder Schachteln zur Biografie festgehalten werden, mit Bildern oder auch nur mit einem Abschnitt im Pflegeplan. Der Wert von Biografiearbeit in der individualisierten Pflege ist nachgewiesen (Pietrucowicz/Johnson, 1991). Außerdem bieten einige Schulungsprogramme ein Mittel, um MitarbeiterInnen zur Entwicklung von Biografiearbeit zu ermutigen – ein Aspekt des Trainings, den MitarbeiterInnen zu schätzen und zu mögen scheinen (Innes, 2001). Pflegepläne bieten MitarbeiterInnen Gelegenheit zum Rückgriff auf biografisches Material. Es erfordert jedoch Geschick im Übertragen oft stark vereinfachter Kommentare: Nehmen wir an, jemand mit Demenz «…mag Musik». Eine Mitarbeiterin, die dies zu einer regelmäßigen Aktivität für die betreffende Person machen möchte, könnte erfahren, dass dies eher «…mag *Life*-Musik» als «…mag Videos und Kassetten» bedeutet. Das «…mag Life-Musik» könnte weiterentwickelt werden zu einem «…*tanzt* gern zu Life-Musik» usw., bis ein umfassender Ansatz zur Umsetzung dieser Vorliebe im Pflegeplan verankert ist.

Das Zusammentragen biografischer Informationen durch Pflegende kann erschwert sein, wenn die Angehörigen in einiger Entfernung leben oder wenn von einer Person keine lebenden Angehörigen bekannt sind. Unter Umständen erfordert es Geduld und Ausdauer, einen Pflegeplan zu entwickeln und zu verändern, der auf aktuellen Vorlieben aufbaut, die sich mit der Zeit oder mit fortschreitender Demenz der bzw. des Betreffenden beträchtlich gewandelt haben können.

Eine weitere Herausforderung für MitarbeiterInnen liegt darin, biografische Informationen und die in den DCM-Feed-back-Sitzungen erörterten Beobachtungen in greifbare Handlungen und realistische Ziele zu integrieren. Es wird Einschränkungen geben: Finanzielle Ressourcen, die Zeit der MitarbeiterInnen, die physische Umgebung des Settings und die geografische Lage können es schwierig machen, auf die Vorlieben einer Person zu reagieren. So kann beispielsweise jemand, der früher gerne regelmäßig am Strand spazieren ging, heute in einem Pflege-Setting leben, das nahe bei Angehörigen, aber zwei Tagereisen von einem Strand entfernt liegt. Dennoch können Alternativen geprüft werden: Spaziergänge an einem Fluss oder See oder in einer anderen angenehmen Umgebung im Freien, wie etwa in einem Park oder im Wald. Häufig kann es bei begrenztem Budget oder ernährungsbedingten Einschränkungen (zum Beispiel bei einer Person mit Diabetes, die gleichzeitig ein Leckermäulchen ist) auch schwer fallen, für Lieblingsgerichte, kleine Zwischenmahlzeiten oder Lieblingsgetränke zu sorgen. Ein gelegentliches Besorgen der jeweils bevorzugten Sache ist unter Umständen eher ein Kompromiss als das Ideal, für die MitarbeiterInnen jedoch ein realistischeres Ziel.

DCM-Daten können bei der Zielsetzung eine Rolle spielen. Das Herangehen an BCC-Ergebnisse kann ein Weg sein, um realistische Ziele, wie etwa ein Verringern von ungelindertem Distress (*U*) oder eine leichte Erhöhung von Interaktionen (*A*), zu setzen. Eine stärkere Herausforderung kann die Erhöhung des Prozentsatzes an Zeit darstellen, die in +3- oder +5-Bereichen des Wohlbefindens verbracht wird. Jemand kann an einem größeren Spektrum an BCC-Aktivitäten teilnehmen, sein Wohlbefinden erhöht sich jedoch unter Umständen nur bis in den +1-Bereich. In ähnlicher Weise können Versuche einer Einführung positiver Ereignisse aus vielfältigen Gründen fehlschlagen: Die Person mit Demenz kann müde oder krank sein oder nicht in der von den MitarbeiterInnen erhofften Weise reagieren. Daher bedarf es kleiner Ziele, die darin bestehen können, das gegenwärtige Niveau des Wohlbefindens und der Verhaltenskategorien sowie das gelegentliche positive Ereignis zu erhalten. Die Gruppe der MitarbeiterInnen kann Team-Ziele setzen, um die Anzahl personaler Detraktionen zu verringern, etwa indem versucht wird, Infantilisieren zu vermeiden, d. h. den Bewohner nicht zu behandeln oder mit ihm zu sprechen, als sei er ein Kind).

5.4 Schlussfolgerungen

DCM-Daten können Indikatoren für Pflegebereiche liefern, die der Verbesserung und Weiterentwicklung sowohl für einzelne MitarbeiterInnen als auch für das Pflege-Setting als Ganzes bedürfen. Diese Veränderungen kann man in individuelle, im Setting gebotene Pflegepläne und -programme einfließen lassen. Um dies auf wirkungsvolle Weise zu tun, braucht es Wissen über die Lebensgeschichte jedes Einzelnen. Zielplanung und Handlungen sind nur erfolgreich, wenn sie erreichbar und realistisch sind. Erhöhen, Bewahren und Verstärken des Wohlbefindens stehen im Mittelpunkt person-zentrierter Pflege (Kitwood, 1997), die Ziele der Steigerung des Wohlbefindens oder der Beseitigung personaler Detraktionen können jedoch unrealistisch und letzten Endes nicht erreichbar sein. Daher sollten DCM-Kodierungsrahmen nicht isoliert von anderen Faktoren, die Pflege und Wohlbefinden beeinflussen, als Indikatoren und Ziele für die Verbesserung eingesetzt werden. Vielmehr sollten DCM-Daten dazu verwandt werden, um Pflegeplanung zu *gestalten.*

Literatur

Alzheimer's Society (2000): Food for Thought. Author, London.

Bradford Dementia Group (1997): Evaluating Dementia Care: The DCM Method (7th ed.). University of Bradford, Bradford, England.

Goldsmith, M. (1996): Hearing the Voice of People with Dementia: Opportunities and Obstacles. Jessica Kingsley Publishers, London.

Hammersley, M.; Atkinson, P. (1995): Ethnography: Principles in Practice. Routledge, London.

Innes, A. (2001): Student centred learning and person centred dementia care. *Education and Ageing, 16* (2), 229–252.

Kasayka, R. E.; Hatfield, K.; Innes, A. (2001): Conclusion. In: A. Innes, K. Hatfield (Eds.), *Healing Arts Therapies and Person-centred Dementia Care* (pp. 113–121). Jessica Kingsley Publishers, London.

Kitwood, T. (1997): Dementia Reconsidered: The Person Comes First. Open University Press, Buckingham, England. [dt.: Demenz. Der person-zentrierte Ansatz im Umgang mit verwirrten Menschen. Hans Huber, Bern; 3., erw. Auflage 2004.]

Murphy, C. (1994): It Started with a Sea Shell. Dementia Services Development Centre, Stirling, Scotland.

Pietrukowicz, M.; Johnson, M. (1991): Using life histories to individualize care. *Gerontologist, 31* (1), 102–106.

6

Maria Scurfield-Walton

DCM und Personalentwicklung

In zahlreichen Veröffentlichungen wurde auf den Wert des Abbildens von Demenz-pflege (*Dementia Care Mapping*, DCM) als Qualitätssicherungsmechanismus hinge-wiesen, der Verbesserungen der Pflegequalität bei Menschen mit Demenz ermöglicht (Brooker et al., 1998; Buckland, 1995; Williams/Rees, 1997). Im vorliegenden Kapitel werden diese Werte zwar bestärkt, jedoch wird dargelegt, dass DCM allein nicht die Veränderungen mit sich bringen wird, die zur Entwicklung einer person-zentrierten Demenzpflegekultur erforderlich sind. In diesem Kapitel werden die Erfahrungen bei der praktischen Einführung des DCM in einer psychiatrischen Klinik und das an-schließende systematische Herangehen an den Entwurf einer Strategie zur Personal- und Praxisentwicklung beschrieben. Außerdem wird untersucht, wie diese Initiativen zur Personal- und Praxisentwicklung implementiert wurden und wie sie sich an-schließend auf person-zentrierte Pflegepraktiken für Patienten, MitarbeiterInnen und Vorgehensweisen auswirkten. **Tabelle 6** zeigt die wichtigsten Ergebnisse dieser Initia-tiven.

6.1 Einführung des DCM

Im Jahre 1995 führte das *Mental Health in Old Age Directorate* im englischen *South of Tyne and Wearside National Health Service Trust* (nachfolgend als «Trust» bezeichnet) DCM als zentrales Verfahren zur Qualitätssicherung ein. Anfänglich wurden drei Mitglieder des Verwaltungsrates, zwei fest angestellte Pflegende und eine registrierte Pflegeperson für ein DCM-Basistraining ausgewählt. Die Begründung für das Training dieser MitarbeiterInnen an Stelle hierarchisch höher stehender KlinikerInnen bestand darin, die klinische Glaubwürdigkeit der Methode zu erhöhen und positive Verände-rungen der Pflegepraxis zu beeinflussen. Nach erfolgreichem Abschluss des Kurses begannen die begeisterten DCM-BeobachterInnen mit Präsentationen der DCM-Methode bei KollegInnen. Diese Präsentationen sollten das Bewusstsein für DCM und dessen potenzielle Auswirkungen auf die Qualität der Patientenpflege wecken, die MitarbeiterInnen über die Methodologie informieren und sie auf DCM-Evaluationen klinischer Bereiche vorbereiten.

Tabelle 6: Die wichtigsten Ergebnisse nach Implementierung des DCM in eine Strategie der Personal- und Praxisentwicklung im Trust

Patientenperspektive	Praxisperspektive	Perspektive der MitarbeiterInnen
Eine vierjährige Auditierung von DCM-Evaluationen zeigte folgende Ergebnisse: ■ Beschäftigungsbedürfnisse und sensorische Bedürfnisse werden angegangen. ■ Es haben sich viele sensorische Projekte und Aktivitätsprojekte entwickelt. ■ Die Einführung von Biografien hat zu einem tieferen Verständnis des Bewohners als Person geführt und zwischenmenschliche Beziehungen von Pflegeperson und BewohnerIn beeinflusst. ■ Zur Evaluierung von Aktivitätsprogrammen werden WIB-Profile verwandt. ■ Es gibt mehr Gelegenheiten, um Menschen mit Demenz in Entscheidungen über ihre Pflege einzubeziehen. ■ Personale Detraktionen haben bedeutend abgenommen.	Richtlinien zur Handlungsplanung konzentrieren sich auf Stärken eines Teams und die Entwicklung von Bedürfnissen im Anschluss an DCM-Evaluationen. Die Bedeutung positiver Ereignisse hat zu gegenseitigem Vermitteln von Fertigkeiten und zur Wertschätzung von MitarbeiterInnen geführt. Auf der Grundlage der Lebensweisen von BewohnerInnen und Beschäftigungsbedürfnissen wird der Schwerpunkt stärker auf den strukturierten Tag gelegt. Früher chaotische Mahlzeiten sind jetzt ruhig und organisiert und spiegeln die jeweilige Wahl und Präferenzen der Patienten wider. Das Bewusstsein für den Einsatz des Umfelds, vor allem des physischen Raums, hat bedeutend zugenommen. Folgendes wurde etabliert: 1. eine große, multidisziplinäre Überprüfung von Pflege unter Einschluss von VertreterInnen aller klinischer Bereiche 2. eine Leitphilosophie der Pflege zusammen mit Leitwerten und -überzeugungen.	Personalfragebögen zeigen eine viel positivere Einstellung gegenüber DCM und dessen Potenzial zur Verbesserung von Pflege. Im Hinblick auf die Bedürfnisse der Patienten und die eigenen Bedürfnisse sind MitarbeiterInnen anspruchsvoller, und das Gefühl von Team-Zusammenhalt ist größer. Klinische Supervision hat für Gelegenheiten zur Entwicklung von Fertigkeiten, für Entwicklung der Praxis und für persönliches Wachstum gesorgt. Positive Arbeit an der Person hat einen Bezugsrahmen für die Personalentwicklung geliefert. MitarbeiterInnen sind sich der Notwendigkeit emotionaler und psychologischer Pflege stärker bewusst. MitarbeiterInnen nutzen kreative Methoden zur Untersuchung des Erlebens von Demenz. MitarbeiterInnen entwickeln Fertigkeiten, auf die Stimmen von Menschen mit Demenz zu hören; sie verwenden ein Spektrum an Kommunikationsstrategien (z. B. verbale, nonverbale, sensorische Kommunikation, Kommunikation über Musik und Erinnerungsarbeit) und Lösungstechniken.

Die anfänglichen Reaktionen einiger Pflegender im Trust waren ziemlich negativ. Es fiel ihnen schwer, einen Zusammenhang zwischen DCM und Verbesserungen der Patientenpflege herzustellen, und sie fühlten sich durch die Evaluationsmethode und die Einführung eines relativ neuen Konzepts bedroht. Außerdem waren nicht alle MitarbeiterInnen mit den ebenfalls relativ neuen person-zentrierten Pflegepraktiken vertraut. Manche Pflegende reagierten indessen positiv, ebenso wie andere Angehörige des multidisziplinären Teams, Angehörige der Qualitätssicherungabteilung, Line-ManagerInnen und EinkäuferInnen. Diese Akzeptanz half, die Initiative voranzutreiben.

Vor dem ersten Abbilden des Trust, durchgeführt auf einer Station der Dauerpflege, wurde ein ausgedehntes Spektrum an Präsentationen gefördert. Nach der DCM-Evaluation wurden Feed-back-Präsentationen mit dem Stationsteam organisiert. Eines der Ziele dieses Feed-backs bestand darin, dem Stationsteam die Informationen zu Eigen zu machen, damit es Verbesserungen der Patientenpflege planen konnte. Manchen MitarbeiterInnen fiel es jedoch sehr schwer, das Feed-back zu akzeptieren, und sie betrachteten es als Kritik an ihrer Pflege (für eine weitere Erörterung dieses Themas siehe Kap. 4). Diese MitarbeiterInnen hielten sich an die negativen Aspekte des Feedbacks, vor allem an die personalen Detraktionen (PDs), die hervorgehoben wurden. Manche MitarbeiterInnen waren sehr abwehrend und nicht bereit, die Wirkung von PDs auf das Wohlbefinden von Patienten anzuerkennen. Während der gesamten Feedback-Sitzung waren die MitarbeiterInnen auch nur widerwillig bereit, irgendwelche positiven Auswirkungen der Evaluation anzuerkennen. Das Stationsteam konzentrierte seine Verärgerung auf die DCM-BeobachterInnen, was diesen das Gefühl des Befremdens, Isoliertseins und zunehmender Verletzlichkeit gab.

Diese Erfahrung warf wichtige Fragen der Aufrechterhaltung des Wohlbefindens sowohl der DCM-BeobachterInnen als auch der MitarbeiterInnen auf. Während dieser Zeit suchten die BeobachterInnen informelle Unterstützung durch Kolleginnen – ob BeobachterIn oder nicht. Beim Reflektieren wurde angenommen, KlinikmitarbeiterInnen würden person-zentrierte Pflegepraktiken sofort übernehmen. Das Ergebnis der ersten DCM-Evaluation zeigte hingegen, dass dem nicht so war.

6.2 Entwicklung einer neuen Strategie

Um die oben beschriebenen Fragen anzugehen, wurde eine Strategie formuliert, die operationale Initiativen sowie Initiativen der Praxis- und Personalentwicklung beinhaltete. DCM-Evaluationen wurden um ein Jahr verschoben, um sich auf die Implementierung der Strategie im Trust zu konzentrieren.

6.2.1 Operationale Fragen

Der Unterstützung halber einigte man sich darauf, mehr DCM-BeobachterInnen auszubilden. Außerdem sollte das Spektrum der BeobachterInnen erweitert werden und nun auch klinische Führungskräfte, ManagerInnen und AusbilderInnen umfassen.

Nach diesem Ausbildungszyklus wurde deutlich, dass untersucht werden musste, wie sich das Team voranbewegen und in Bezug auf DCM-Standards für die Praxis entwickeln sollte. Auch wurde deutlich, dass regelmäßige Gruppentreffen notwendig wären, um Unterstützung zu bieten, berufliche und operationale Fragen zu erörtern, DCM-Durchführungen zu planen und sich persönlich zu entwickeln. In der Folge wurde eine spezielle DCM-Interessengruppe gegründet, um operationale, berufliche und entwicklungsbezogene Fragen in Bezug auf das Abbilden zu untersuchen. Die Gruppe traf sich jeden Monat für 1^1/$_2$ Stunden.

Bei ihrem ersten Treffen einigte sie sich auf ihre Bezugspunkte. Die Arbeit begann mit einer operationalen Verfahrensweise beim DCM, die dann an die Stationsleitungen verteilt wurde, um sie mit ihren Teams zu diskutieren. Diese Verfahrensweise sorgte auch für einen in sich stimmigen Ansatz für alle DCM-BeobachterInnen. Zur Stärkung der Koordination und inneren Stimmigkeit wurde zusammen mit einem Datenerhebungspaket für die DCM-BeobachterInnen ein Präsentationspaket für klinische Bereiche entwickelt. Als Teil des Präsentationspakets wurden Fragebögen entworfen, um die Einstellungen und Meinungen von KlinikmitarbeiterInnen zu DCM zu beurteilen.

6.2.2 Trainingsprogramm zur Personalentwicklung

Eine Zeit lang wurde ein Training in person-zentrierter Pflege für alle Dienstgrade des Personals angesetzt. Zu Anfang wurde es im Hause selbst gefördert und umfasste DCM-BeobachterInnen und externe ExpertInnen (Mitglieder der Bradford Dementia Group und andere ExpertInnen auf dem Gebiet der Demenz). Seit dem Jahr 2000 haben Pflegende und DCM-BeobachterInnen der Praxisentwicklung ein laufendes Trainingsprogramm gefördert, das einen Überblick über person-zentrierte Pflegeprinzipien vermittelt und auf Herausforderungen in der Praxis ausgerichtet ist. Das Training konzentriert sich auf die Entwicklung von Fertigkeiten, vor allem im Kommunizieren und Zuhören bei Menschen mit Demenz und in der Pflegeplanung.

Um den Bedürfnissen von KlinikerInnen zu entsprechen, beinhaltet es auch das Assessment, Interventionen und die Evaluation von Problemverhalten. Das Programm schließt mit einem Workshop über person-zentrierte Ansätze für MitarbeiterInnen. Insgesamt wird das Training dadurch gefördert, dass es fast Workshop-Format hat und sein Schwerpunkt auf Reflexion und Interaktion liegt. Auch ein breites Spektrum an Trainingsmaterialien wird im Laufe des Programms eingesetzt (zum Beispiel Journal of Dementia Care, 1996–1997; Killick, 1997; Loveday/Kitwood, 1998).

Eine Evaluation des Trainingsprogramms ergab positive Reaktionen seitens der MitarbeiterInnen, die zeigten, dass eine Konzentration auf die Entwicklung von Fertigkeiten und das Angebot an Gelegenheiten zum Nachdenken und Diskutieren über ihre Praxis die Entwicklung der MitarbeiterInnen beeinflusste. Die stärksten Auswirkungen auf die MitarbeiterInnen hat noch immer der Einsatz von Lernen durch Erfahrung, einschließlich des Rollenspiels, mit dem versucht wird, die Folgen personaler Detraktionen und die Einflüsse positiver Arbeit an der Person auf die Person mit Demenz aufzuzeigen.

6.2.3 Praxisentwicklung

Im Jahre 2001 wurde ein Personal- und Praxisentwicklungsplan in das Programm aufgenommen. Unter Verwendung eines strukturierten Entwurfs als Richtlinie sollen MitarbeiterInnen einen Plan für einen Aspekt des Trainings entwerfen, den sie in ihrem eigenen Praxisbereich entwickeln möchten. Dem Trainingsprogramm folgend haben die MitarbeiterInnen mit Unterstützung durch ihr Line-Management und die für die Praxisentwicklung zuständige Pflegeperson etwa zwei bis drei Monate Zeit, ihren Plan zu vervollständigen. Dann treffen sich die MitarbeiterInnen in der Gruppe und präsentieren sich gegenseitig ihre Pläne, Implementierungsstrategien und Evaluationsmethoden.

Die Präsentationen deuteten darauf hin, dass manche MitarbeiterInnen ähnliche Praktiken entwickeln möchten, und sie werden durch ManagerInnen unterstützt, sich monatlich zu treffen, um Pläne zur Praxisentwicklung zu erstellen. Zu den Plänen für die Praxisentwicklung gehörten Biografiearbeit, Verhaltensassessment, sensorische Techniken, Kommunikationsstrategien, ein strukturierter Tagesablauf und die Einführung von Well-and-Ill-Being-Profilen (WIB-Profilen).

6.2.4 Einführung in die positive Arbeit an der Person

Viele MitarbeiterInnen richten ihr Augenmerk hauptsächlich auf die negativen Aspekte des DCM. Diskussionen, Kritik und Überlegungen drehen sich oft um personale Detraktionen (PDs). Wenn die MitarbeiterInnen der Überzeugung sind, nur die negativen Aspekte ihrer Pflege stünden unter eingehender Betrachtung, besteht Gefahr, dass sie sich kritikanfällig fühlen. In den frühen Tagen des DCM führte diese Konzentration auf das Negative zu einer Handlungsplanung der MitarbeiterInnen im Sinne eines Herangehens an PDs, während die Entwicklung positiver Pflegeaspekte, wie sie durch die Evaluationen hervorgehoben worden waren, vernachlässigt wurde. Zwar ist ein steigendes Bewusstsein für die Auswirkungen maligner Sozialpsychologie extrem wichtig, es muss jedoch durch Erörtern der positiven Ergebnisse – vor allem, inwieweit solche Interaktionen für Menschen mit Demenz bedeutsam sind – ausbalanciert werden. Bei Feed-back-Sitzungen zur DCM-Evaluation regen DCM-BeobachterInnen inzwischen zur Diskussion über diese Punkte und ihre Relevanz für personzentrierte Pflegeinterventionen und Fertigkeiten von MitarbeiterInnen an. Kitwood (1997) begann mit der Untersuchung der *positiven Arbeit an der Person*. Er beschrieb zwölf Arten positiver Interaktion, durch die es möglich ist, Menschen zu stärken, und zwar durch «bestärken, positive Gefühle, eine Fähigkeit zu nähren oder Hilfe beim Heilen seelischer Wunden» (S. 90). Zehn Arten positiver Interaktion können von MitarbeiterInnen in der Pflege initiiert werden, darunter Validation, Verhandeln, Halten, Zusammenarbeit, Spiel, Timalation (direktes Ansprechen der Sinne), Feiern, Entspannen, Anerkennen und Erleichtern (engl. *facilitation*). Diese positiven Faktoren liefern viele Details und beruhen auf der Praxis der MitarbeiterInnen und bewirken deren Entwicklung (s. Kap. 5). Kitwood verdeutlichte diese Interaktionen durch eine Vignette, die hinreichend Einzelheiten lieferte, um zu analysieren, welchen Nutzen diese Interaktionen für Menschen mit Demenz haben.

Seit dem Jahr 2002 implementieren verschiedene Teams innerhalb des Trust positive Arbeit an der Person als Bestandteil von Bewertungen und individueller klinischer Supervision. Die Gelegenheiten zur Personalentwicklung in positiver Arbeit an der Person entwickeln sich weiter. Viele MitarbeiterInnen sind nicht in der Lage, demenzpflegespezifische Fertigkeiten zum Ausdruck zu bringen. Nichtsdestoweniger wird in der Praxis, vor allem während der DCM-Evaluationen deutlich, dass viele über personzentrierte Eigenschaften verfügen, und dass ihre geschickten Interventionen bei Patienten therapeutische Eigenschaften haben. Positive Interaktionen mit Menschen mit Demenz zu unterhalten, erfordert seitens der bzw. des in der Pflege Tätigen ein beträchtliches Maß an Hingabe und Fertigkeiten. Je schwerer die Demenz, desto größer ist der Bedarf an geschickten therapeutischen Interaktionen.

Der Bezugsrahmen positiver Arbeit an der Person hat MitarbeiterInnen in die Lage versetzt, ihre eigene Praxis hinsichtlich ihrer Fertigkeiten kritisch zu reflektieren und zu bewerten und Fertigkeiten herauszuarbeiten, die ihrer Ansicht nach der Verbesserung bedürfen. MitarbeiterInnen, die spezielle therapeutische Interventionen entwickeln müssen, können mit anderen MitarbeiterInnen in Kontakt gebracht werden, die diese Interventionen zu demonstrieren vermögen. Außerdem werden MitarbeiterInnen angehalten, ein reflexives Tagebuch zu führen, um Gedanken, Erfahrungen und Handlungspläne zu untersuchen. Es kann dann als Teil einer individuellen Bewertung und Supervision verwandt werden. Die Rolle der supervidierenden Person besteht darin, bei Gelegenheiten, in denen die Entwicklung von Fertigkeiten den Schwerpunkt bildet, Unterstützung und Anleitung zu bieten.

6.2.5 Klinische Supervision für DCM-BeobachterInnen

Mit Beginn des Jahres 1996 wurden DCM-Evaluationen integraler Bestandteil der Praxis im Trust. Es wurde deutlicher, dass eine Reihe von Fragen der Berufspraxis und persönlicher Art hinsichtlich des Abbildens untersucht und beantwortet werden mussten. Man entschied, dass dazu mehr Zeit nötig war, und daher wurde die Zeit für die monatlichen Treffen der speziellen DCM-Interessengruppe verlängert. Anhand dieser Diskussionen wurde deutlich, dass klinische Supervision der Weg war, um Reflexion zu fördern, Optionen zu untersuchen, sich auf Lösungen zu einigen und sich gegenseitig zu unterstützen.

Als Gruppe sichteten die DCM-BeobachterInnen die Literatur zur klinischen Supervision und formulierten einen Supervisionsvertrag, in dem der Zweck und das Format der Supervision ausgewiesen wurden (Hawkins/Shohet, 1989). Er enthielt Folgendes:

- die Funktionen der Supervision, darunter berufliche Fragen, Fragen der Rollenverantwortlichkeit, persönliche Fragen und Fragen des Trainings und der Entwicklung

- dienstliche Fragen

- Vertraulichkeit
- Rollen und Verantwortlichkeiten von DCM-BeobachterInnen.

Für einen besseren Einblick in den Vertrag werden einige seiner Bestandteile im Folgenden eingehend beschrieben.

Berufliche Fragen. Der Schwerpunkt der beruflichen Funktion liegt im Voranbringen klinischer und beruflicher Praxis durch kritisches Untersuchen von Rollen, Verantwortlichkeiten und schwierigen Situationen in der Praxis. Diese Analyse wird in einer Reihe von Bereichen durch Nachdenken und Lösen erreicht. Ein Thema war zum Beispiel die Einverständniserklärung nach Aufklärung, d. h. die Fähigkeit des Patienten, sich mit den Evaluationen des Abbildens einverstanden zu erklären. Im Anschluss an eine Diskussion einigte man sich darauf, dass die DCM-BeobachterInnen sich vorstellen und den Patienten vor und während des Abbildens den Zweck des Tages erklären sollten. Auch die leitenden MitarbeiterInnen werden angehalten, den Pflegenden und Patienten diese Information vor und während des Abbildens verstärkt zu vermitteln. Leidet eine Person unter dem Beobachten, so endet das Beobachten. Leidet die Person auch weiterhin unter dem Abbilden, so endet die DCM-Evaluation.

Ein weiteres Beispiel für eine berufliche Frage war der Konflikt zwischen der Rolle einer Person als DCM-BeobachterIn und als MitarbeiterIn (zum Beispiel Pflegeperson, BeschäftigungstherapeutIn). Dieser Konflikt bezog sich speziell auf das Intervenieren, wenn BeobachterInnen während der DCM-Evaluationen PDs oder schwierige Situationen beobachten. Die Lösung ergab sich durch Untersuchen von beruflichen Verhaltenskodizes und Verantwortlichkeiten, mit denen sichergestellt werden sollte, dass BewohnerInnen nicht durch schlechte Pflegestandards geschädigt werden. Es wurde ein klar definiertes Verfahren für den Umgang mit einer nicht sicheren Praxis und schwierigen Situationen in der Praxis im Laufe von DCM-Evaluationen entwickelt und in den Vertrag über klinische Supervision integriert.

Ein dritter Bereich beruflicher Funktion war das erhöhte Aktivitätsniveau in manchen klinischen Bereichen an den Tagen von DCM-Evaluationen. Zur Lösung dieses Dilemmas gehörte es, dass DCM-BeobachterInnen einzelne KlinikerInnen darin unterstützten, ihre Belange während der Präsentationen des DCM-Feed-backs auf sensible Weise vorzubringen.

Persönliche Fragen. Der Schwerpunkt persönlicher Funktion bietet DCM-BeobachterInnen Gelegenheit zum Erforschen von Gefühlen und Emotionen, die sich aus ihrer Rolle als Beobachtende/r ergeben. Ein persönliches Thema, das angesprochen wurde, ist der Konflikt zwischen Beobachten und der Beteiligung an der Pflege. Mittels Reflexion und Diskussion betrachtete die Gruppe die Erfahrungen von MitarbeiterInnen aus der Pflege. Der Schwerpunkt dieser Lösung lag darin, den Zweck des Abbildens zu betrachten.

Eine weitere Untersuchung beinhaltete Beziehungen zwischen BeobachterInnen und BewohnerInnen und das Abbilden des eigenen klinischen Bereichs. Kritisches Erforschen zeigte, dass DCM-BeobachterInnen, die über profundes Wissen über Patienten verfügten, ihr Wissen und ihre Erfahrung zur Beeinflussung von WIB-Punktzahlen verwandten. Auch hatten DCM-Beobachterinnen den Eindruck, ein Abbilden des eigenen klinischen Bereichs könnte zu Interessenkonflikten führen. Daher kam man schon frühzeitig überein, dass DCM-BeobachterInnen nicht den eigenen klinischen Bereich abbilden würden.

Fragen des Trainings und der Entwicklung. Die Trainings- und Entwicklungsfunktion ermöglicht die fortlaufenden Verbesserungen von Fertigkeiten und fördert eine evidenzbasierte fortgeschrittene Praxis. Einige dieser Fragen beinhalteten auch die Interpretation und Aufzeichnung eines +5-Niveaus des Wohlbefindens, das Aufzeichnen und Feed-back von PDs sowie Interaktionen mit den Pflegenden während des Abbildens und des Feed-backs. Um an einige dieser Fragen heranzugehen, wurden Rollenspiele und Tests der Interrater-Reliabilität eingesetzt.

Zusammenfassung. Eine ehrliche und offene Kommunikation in den Supervisionssitzungen ermöglichte die Lösung einiger sensibler und schwieriger Fragen. Bestimmte während der Supervision aufgeworfene Fragen wurden zum Kern für weiteres Training und weitere Entwicklungsprogramme für DCM-BeobachterInnen und Pflegende. Eine formelle Evaluation der klinischen Supervision durch DCM-BeobachterInnen verlief positiv. DCM-BeobachterInnen kamen zu dem Schluss, dass Untersuchen und Reflektieren persönliches und berufliches Wachstum ermöglicht haben, auch wenn viele der angesprochenen Fragen und Themen kritisch sind. DCM-BeobachterInnen sind gehalten, ein reflexives Tagebuch zu führen, das zur Vervollständigung der Aufzeichnungen ihrer beruflichen Entwicklung dienen kann.

6.2.6 Klinische Supervision für Gruppen

Nach Konsultationen mit KlinikmitarbeiterInnen wurde ein Rahmenwerk zur Implementierung einer klinischen Supervision für Gruppen Pflegender entwickelt. Die theoretische Ausrichtung des Rahmenwerks beruhte auf gestaltenden, restorativen und normativen Funktionen (Proctor, 1986).

Gestaltende Funktion. Die gestaltende Funktion konzentriert sich darauf, wie die supervidierte Person mit BewohnerInnen arbeitet. Sie bezieht sich auf die Entwicklung von Fertigkeiten, Wissen und Fähigkeiten. Dies wird erreicht durch Reflexion und Exploration der Arbeit der supervidierten Person in einigen der folgenden Bereiche:

- Stärken von Fertigkeiten und evidenzbasierter Praxis in person-zentriertem Assessment und person-zentrierten Interventionen

- Identifizieren individualisierter Bedürfnisse von BewohnerInnen im Laufe des Assessments und Aufzeigen der Beziehung zwischen Assessment und person-zentrierten Interventionen

- Entwickeln von Fertigkeiten des kritischen Denkens und des Problemlösens.

Restorative Funktion. Die restorative Funktion erleichtert die Reflexion über und Exploration von Emotionen, die sich aus der Beziehung zwischen pflegender und gepflegter Person ergeben. Pflegende, die mit Menschen mit Demenz arbeiten, sind oft betroffen durch den Schmerz, den Distress und die Behinderungen der BewohnerInnen. Der Schwerpunkt wurde daher auf folgende Konzepte gelegt:

- Ansprechen von Emotionen und Reaktionen, die durch die Interaktion mit Menschen angeregt werden, die Demenz haben

- eine Entwicklung von Coping-Strategien für den Umgang mit Stress und Angst, die in Zusammenhang mit der Arbeit mit Menschen stehen, die Demenz haben

- Entwickeln von Ansätzen einer Technik zur Dokumentation besonderer Vorkommnisse *(critical incidents technique)* innerhalb der klinischen Praxis. Innerhalb dieses Bezugsrahmens beruhen besondere Vorkommnisse auf Formen problematischer Kommunikation zwischen BewohnerIn und Pflegeperson. Diese werden untersucht, um eine effektive, praktische Herangehensweise an Fragen einer ethisch problematischen Kommunikation zu entwickeln.

- Einrichten einer Arbeitsallianz mit Gleichgestellten, um für Gelegenheiten zur Unterstützung, zum Lernen und zur Selbstprüfung zu sorgen.

Normative Funktion. Die normative Funktion liefert ein Qualitätssicherungssystem im Kontext der klinischen Supervision. Eine solche Supervision wird erreicht durch:

- Erleichtern der kritischen Prüfung klinischer Entscheidungsfindung

- Untersuchen von Ansätzen therapeutischer und person-zentrierter Interventionen

- Erhöhen der Lebensqualität von Menschen mit Demenz

- Sorgen für eine sichere und effektive klinische Praxis.

Zusammenfassung. In der Praxis geschieht die Gruppensupervision gewöhnlich in Form von Fallvorstellungen. Dies bietet Gelegenheit zur eingehenden Exploration des person-zentrierten Assessments, person-zentrierter Interventionen und der Evaluation der Pflege von Menschen mit Demenz. Um diesen Prozess zu stärken, werden darin auch individuelle Pflegeübersichten aus DCM-Evaluationen aufgenommen. Seit dem Jahr 2001 wurde die Funktionsanalyse bzw. -äquivalenz als Teil der klinischen Supervision implementiert; in einer solchen Analyse wird versucht, auf die Funktionen einzugehen, die durch Problemverhalten bedient werden (Stokes, 2001). Den Erklärungen nachzugehen, beinhaltet nicht nur das, was beobachtet wird, sondern es werden auch die person-zentrierten Aspekte der Biografie, Fähigkeiten, Bedürfnisse usw. untersucht. Dieser Ansatz hat es MitarbeiterInnen ermöglicht, kreative person-zentrierte Erklärungen zu erforschen, in denen Interventionen gefördert werden, die versuchen, den Bedürfnissen eines jeden Menschen mit Demenz zu entsprechen.

6.2.7 Klinische Praxisentwicklungen

Zu den Veränderungen in der klinischen Praxis gehört die Entwicklung einer Beobachterrolle während laufender DCM-Evaluationen. Ziel der Beobachtungsperson ist es, zu beobachten und objektive Kommentare zur Pflege abzugeben. Diese Rolle erlaubt es der bzw. dem Betreffenden, einen Schritt von der unmittelbaren Pflege zurückzutreten und größere Einblicke in die gegebene Pflege zu gewinnen. Die Beobachtungsperson liefert eine alternative klinische Perspektive zur Ergänzung der DCM-Daten. Als ausgebildete DCM-Beobachterin wird sie vom klinischen Team vor dem Abbilden ernannt. ManagerInnen und BeobachterInnen bieten vor dem Abbilden und in seinem Verlauf Unterstützung und Anleitung. Die betreffende Person muss darauf vorbereitet sein, ein Feed-back zu den positiven und negativen Beobachtungen zu geben und in der Lage sein, Pflege aus der Sicht einer Person mit Demenz zu sehen.

Zur Unterstützung dieses Prozesses wurden Beobachterrichtlinien formuliert, die eine Grundlage für das Feed-back liefern, und nach denen Folgendes beobachtet wird:

- positive Ereignisse

- Interaktionen

- allgemeine Aktivität bzw. Inaktivität

- Umgebung

- Besucher

- negative Ereignisse

- allgemeine Beobachtungen einzelner Patienten und der Gruppe von Patienten

- die allgemeine Atmosphäre des klinischen Bereichs.

Die klinische Beobachtungsperson ist zum integralen Bestandteil des Abbildungsprozesses geworden, weil sie reichhaltige Daten produziert und dem klinischen Team ein ausgezeichnetes Feed-back geben kann. MitarbeiterInnen haben außerdem darauf hingewiesen, dass sie die DCM-Evaluation stärker als ihre eigene sehen, wenn eine klinische Beobachtungsperson beteiligt ist.

Eine weitere Entwicklung in der klinischen Praxis ist das Formulieren von Richtlinien für die Handlungsplanung. Diese wurden entwickelt nach wiederholten Bitten von KlinikmitarbeiterInnen, ihnen im Anschluss an DCM-Evaluationen beim Entwickeln von Handlungsplänen zu helfen. Die Richtlinien halten die Teams dazu an, ihre Stärken ebenso wie ihre zu verbessernden Bereiche zu erkennen und zu entwickeln. Der Handlungsplan gibt dem Team einen klaren Fokus für die Praxisentwicklung.

6.3 Schlussfolgerungen

Es ist wichtig zu erkennen, dass DCM allein nicht all die Änderungen bewirkt, deren es bedarf, um person-zentrierte Pflegepraktiken innerhalb formeller Betreuungsumgebungen zu entwickeln und aufrechtzuerhalten. Person-zentrierte Pflege beinhaltet einen Stil des Fürsorgens, bei dem der Schwerpunkt auf der therapeutischen Beziehung zwischen Pflegeperson und BewohnerIn liegt. Die Beziehung erfordert Kontinuität der Pflege und die Übernahme von Verantwortung für die Pflegeergebnisse. Dies beinhaltet eine Konzentration auf klinische Effektivität, Patientenergebnisse und evidenzbasierte Praxis. Person-zentrierte Pflege ist äußerst anspruchsvoll im Hinblick auf die Einsatzbereitschaft sowie auf Einstellungen und Fertigkeiten von MitarbeiterInnen. Entwicklungen in person-zentrierter Pflege führen zu weiteren Anforderungen an MitarbeiterInnen, da die Praxis beständig hinterfragt wird. Es muss angemerkt werden, dass sich nicht alle MitarbeiterInnen für die Arbeit in einem person-zentrierten Bezugsrahmen einsetzen werden.

Die Entwicklung person-zentrierter Pflegeinitiativen erfordert eine systemische Herangehensweise, zu der auch die Entwicklung von MitarbeiterInnen und Initiativen zur Praxisentwicklung gehören, die von der Organisation unterstützt werden. In diesem Kapitel wurde eingehend eine Reihe von Initiativen des Trust zur Praxis- und MitarbeiterInnenentwicklung beschrieben. Die Auswirkungen dieser Initiativen haben zu kulturellen Veränderungen in den Einstellungen und im Wissen der MitarbeiterInnen geführt. Auch hat man sich die person-zentrierte Pflegephilosophie stärker zu Eigen gemacht, und kreative Praktiken werden in die Pflege implementiert. DCM und person-zentrierte Pflegepraktiken haben die Erwartungen von MitarbeiterInnen in einer Reihe verschiedener Perspektiven erhöht. Infolgedessen ist eine kontinuierliche Unterstützung durch die Organisation ganz entscheidend für die fortlaufende Entwicklung person-zentrierter Pflegepraktiken. Im Hinblick auf Zeit, Einsatz und Ressourcen ist das Implementieren einer solchen Strategie aufwändig, der Lohn jedoch immens.

Literatur

Brooker, D.; Forster, N.; Banner, A.; Payne, M.; Jackson, L. (1998): The efficacy of Dementia Care Mapping as an audit tool: Report of a 3-year British NHS Evaluation. *Aging and Mental Health, 2* (1), 60–70.

Buckland, S. (1995): Dementia Care Mapping: Looking a bit deeper. *Signpost, 32,* 5–7.

Hawkins, P.; Shohet, R. (1989): Supervision in the Helping Professions. Open University Press, Buckingham, England.

Journal of Dementia Care (1996–1997): Person Centred Care Series. Hawker Publications, London.

Killick, J. (1997): You Are Words. Hawker Publications, London.

Kitwood, T. (1997): Dementia Reconsidered: The Person Comes First. Open University Press, Buckingham, England. [dt.: Demenz. Der person-zentrierte Ansatz im Umgang mit verwirrten Menschen. Hans Huber, Bern; 3., erw. Auflage 2004.]

Loveday, B.; Kitwood, T. (1998): Improving Dementia Care: A Resource for Training and Personal Development. Hawker Publications, London.

Proctor, B. (1986): Supervision: A co-operative exercise in accountability. In: M. Marken, M. Payne (Eds.), *Enabling and Ensuring Supervision in Practice.* National Youth Bureau, Council for Education and Training in Youth and Community Work, Leicester, England.

Stokes, G. (2001): Challenging Behaviour in Dementia: A Person Centred Approach. Winslow Press, Bicester, England.

Williams, J.; Rees, J. (1997): The use of Dementia Care Mapping as a method of evaluating care received by patients with dementia. *Journal of Advanced Nursing, 25,* 316–323.

Abschnitt III

Politik und die Prinzipien des DCM

7

Carolyn Lechner
Soziale, politische und ökonomische Betrachtungen zu DCM

Mit der Einführung des person-zentrierten Ansatzes und des Abbildens von Demenzpflege (*Dementia Care Mapping*, DCM) bei denen, die Demenzpflege geben, tritt ein internationales Phänomen auf. TeilnehmerInnen des Trainings haben festgestellt, wie in den Kursen geschliffene Worte und innovative Wege des Nachdenkens über vertraute Theorien und Konzepte angeboten werden, die bei der weiteren Gestaltung einer guten Praxis helfen könnten. Kitwood erklärte, person-zentrierte Pflege sei «ein Geflecht aus zwei Komponenten: Ethik und Sozialpsychologie» (pers. Mitt., März 1998). Diese theoretischen Elemente gestalten den Verlauf der Demenzpflege auf einer täglichen und unmittelbaren Ebene.

Überschreitet man die Linie zwischen Theorie und Praxis, vor allem in der Praxis des DCM, entsteht unter Umständen auch der Wunsch, die Anwendungen der Methode auf die Demenzpflege aus sozialer, ökonomischer und politischer Perspektive zu untersuchen. Sicherlich entstand DCM nicht als ein Mittel, um diese Fragen direkt anzugehen. Vielmehr war es dazu gedacht, eine bessere Art der Untersuchung direkter Pflegebeziehungen und des Anerkennens und Respektierens von Menschen mit Demenz als bewusste Wesen zu bieten.

Dennoch mag es lohnenswert sein, die Auswirkungen dieser eher globalen Disziplinen auf die fortlaufende Entwicklung der Methode zu beobachten. Dies hebt die Untersuchung des DCM und person-zentrierter Pflege von der Mikro- auf die Makroebene des Beobachtens. Es kann sich lohnen, festzustellen, ob eine laufende Untersuchung des DCM aus Bereichen der Makroebene ein lohnenswertes Unterfangen ist, sodass ein Verstehen dieser Bereiche die Bereitschaft zur Konfrontation mit Fragen der Pflege auf der Mikroebene erhöht, statt sie zu hemmen.

Durch Anerkennen der Beziehung – so sie denn besteht – zwischen dem sozialen, politischen und ökonomischen Kontext von Pflege lassen sich gewisse Implikationen für die Zukunft untersuchen. Diese Bereiche sind es, welche in der Pflege Tätige zu Beginn des 21. Jahrhunderts im Sinn haben, während sich sowohl die demographischen Verhältnisse als auch die Bedürfnisse älterer Menschen radikal verändern. In diesem Kapitel werden soziale, politische und ökonomische Aspekte der Pflege –

soweit sie für entwickelte Länder gelten – erörtert, und zwar in Kontext ihrer Beziehung zum person-zentrierten Ansatz der Demenzpflege und zu DCM sowie in ihren Auswirkungen darauf.

7.1 Blaming the Victim

In seinem Werk *Blaming the Victim* (deutsch etwa: Das Opfer anschuldigen) aus dem Jahre 1971 drängte Ryan seine LeserInnen, gewisse häufig gehegte Überzeugungen der U.S.-amerikanischen Gesellschaft zu überdenken. Er legte dar, wie er auf etwas Ähnliches wie eine «Mythologie» stieß, als er sich darum bemühte, zu verstehen, warum im Jahre 1971 noch immer Elemente von Rassismus und sozialer Ungleichheit durch die Oberfläche sickerten. In dieser Tradition sind Menschen, die sich am stärksten wünschen, die Gesellschaft zu verbessern, unter Umständen diejenigen, die letztlich für ihren Stillstand verantwortlich sind. Ryan stellte fest:

> Gute Absichten und energisches Handeln zur Verbesserung sozialer Bedingungen werden ständig beschnitten, sabotiert und abgelenkt durch heimtückische Kräfte, welche die Kanäle des Denkens bereits präformiert haben. (S. XIV)

Armut und rassische Vorurteile sind die hervorstechendsten Themen in Ryans Buch, jedoch würdigte er kurz auch das öffentliche Gesundheitswesen, in dem eine solche Dynamik gedeihen kann. Einige Faktionen der Gesellschaft beschlossen, die Belastung durch Krankheit auf die jeweils Betroffenen zurückzuverlagern. In diesem Bezugsrahmen werden Menschen mit der Diagnose Demenz selbst für die Erkrankung und die Last, die sie ihren Bezugspersonen und ihren Gemeinden aufbürden, verantwortlich gemacht.

Es überrascht nicht, dass in den Jahren nach Ryans Abhandlung AusbilderInnen und ExpertInnen auf dem Gebiet seine Gedanken wiederholt haben, allerdings mit demenzspezifischem Einschlag. Binstock und Murray stellten folgende Fragen:

> Gibt es einen moralisch relevanten Unterschied zwischen einer Gruppe – seien es die Alten, die Dementen, die Armen – und irgendeiner anderen Gruppe, der eine ungleiche Versorgung mit Akut- oder Langzeitpflege rechtfertigt? Sollten im Bereich der Gesundheitsversorgung unterschiedliche Gleichheitsstandards als die für andere Sphären der Aktivität in unserer Gesellschaft geltenden angewandt werden? (1991, S. 154)

DCM kann eine Rolle dabei spielen, diesen speziellen Teufelskreis des Beschuldigens der Opfer zu unterbrechen, weil es dabei um das System der Langzeitpflege und um Personen mit Demenz geht. Wird während eines Abbildens von Demenzpflege ungünstiges oder schädigendes Verhalten aufgezeichnet und kann dies den MitarbeiterInnen in einsichtsvoller Weise präsentiert werden, so ist jede Pflegeperson unter Umständen in der Lage, persönlichen Wertungen und Vorurteilen, die im Pflege-Setting fehl am Platze sind, ins Auge zu schauen. Und dennoch sind es abermals diejenigen, welche am stärksten Verbesserungen vorantreiben möchten, die auch am meisten dazu neigen, den Opfern die Schuld zu geben – sie suchen nach Antworten und wissen unter Umständen nicht, wie sie das Problem erfassen sollen.

DCM wird präsentiert als ein entwicklungsbezogenes Evaluationsmodell, bei dem die Hilfe Suchenden aufgefordert sind, sich ihren eigenen Sorgen und Belangen auf eine neue und andere Art und Weise zu stellen und sie zu betrachten. Ein erfahrener und geschickter DCM-Beobachter hilft Pflegenden, die gesuchten Antworten in sich selbst, statt in den Menschen zu finden, die sie pflegen. Die Antworten kommen eher von innen als von einem äußeren Opfer, auf das man die Last des Problems abwälzen könnte.

7.2 Das Phänomen der globalen Alterung

Ein Thema, das ältere Erwachsene auf vielen Ebenen betrifft, ist die demographische Verschiebung mit ihren drastischen Auswirkungen auf die Welt des 21. Jahrhunderts. Viele Experten und Analysten bezeichnen diesen Trend inzwischen als das «Ergrauen» der Weltbevölkerung. Immer schneller zeigen Trends weltweit einen deutlichen Anstieg der Anzahl älterer Menschen und eine ähnliche Abnahme der Anzahl jüngerer Menschen.

Experten führen diesen Trend auf drei Gründe zurück:

1. Der medizinische Fortschritt ermöglicht es mehr Menschen, länger zu leben.
2. Die nach dem Zweiten Weltkrieg geborene Bevölkerung westlicher Gesellschaften durchläuft das mittlere Lebensalter.
3. Die Fruchtbarkeitsraten sind auf einen Punkt gesunken, dass es fraglich wird, ob die Nachwuchsraten genügen (Peterson, 1999).

Eine direkte Korrelation zwischen diesem Phänomen des Ergrauens und der Entwicklung von DCM sowie seiner Auswirkungen auf die Art und Weise der Verbesserung von Pflege und Dienstleistungen mag anfänglich schwer nachzuvollziehen sein. Und doch zeigt sie definitiv, dass die Einführung der Methode zu keinem günstigeren Zeitpunkt hätte geschehen können.

Bei dem Versuch der Welt, mit den Folgen dieser Daten und Zahlen zurechtzukommen, bedarf eine Rückwirkung, ja «Rückschlag» dieser Zahlen auf ältere Menschen unter Umständen der Betrachtung. Als Folge dieser Entwicklungen können einige hypothetische Fragen auftauchen: Ist es möglich, dass die Abneigung gegen ältere Menschen und ihre Bedürfnisse zunimmt? Werden ältere Menschen, die Langzeitpflege erhalten, seitens der Pflegenden auf Grund von deren äußeren und persönlichen Umständen Spannungen und Feindseligkeit ausgesetzt sein?

Posner schrieb: «Wir scheinen genetisch nicht programmiert zu sein, gegenüber alten Menschen im Allgemeinen so protektiv zu sein; zwar lieben die meisten Menschen ihre Eltern auch dann, wenn diese alt sind, dies jedoch im Allgemeinen mit geringerer Intensität» (1995, S. 203). Er legte dar, dass der soziale Wert des älteren Menschen mit steigendem Alter abnimmt. Dies führt zu einem bitteren Paradoxon: Zwar mag die Technologie die Lebenserwartung eines Menschen erhöhen, jedoch ist der «Lohn» eines jeden (im Sinne eines behaglichen Platzes in der Gesellschaft) die Mühe unter Umständen nicht wert.

Möglicherweise besteht eine fundamentale Negativität gegenüber älteren Menschen insgesamt, und diese manifestiert sich unter Umständen in der unmittelbaren Pflegebeziehung. In einem person-zentrierten Ansatz ist man gedrängt, das Individuum mit Demenz möglichst ganzheitlich zu sehen und zu behandeln. Dennoch legte Posner (1995) dar, dass selbst die eigene Familie gegen dieses Überzeugungssystem arbeitet. Das Ergebnis ist eine Art Stigmatisierung. Die praktischen Anwendungen des DCM werden daher im Licht dieser breiter gefassten gesellschaftlichen Begrifflichkeiten deutlicher sichtbar.

7.3 Politische Ökonomie des Alterns

Den person-zentrierten Ansatz und DCM von einer höheren Warte aus zu untersuchen, mag als Antithese der Gründe erscheinen, aus denen heraus die Methoden konzipiert wurden. Aber gerade durch das Untersuchen von Systemen wie diesen lernt man, wie gewisse strukturelle Konfigurationen gesellschaftliche Reaktionen fördern. Von diesem Standpunkt aus wäre es beispielsweise möglich, die Ursprünge und die Entwicklung des heutigen Modells von Demenzpflege sowie das Stigma und die Vorurteile, die sie nur allzu oft begleiten, zurückzuverfolgen.

Ein theoretischer Bezugsrahmen, welcher auf einem Verständnis gesellschaftlicher Trends auf der Makroebene beruht, ist die politische Ökonomie des Alterns. In *Critical Perspectives on Aging: The Political and Moral Economy of Growing Old* (Kritische Betrachtungen zum Altern: politische und moralische Ökonomie des Altwerdens) machen Minkler und Cole eine kennzeichnende Bemerkung:

> Politische Ökonomie liefert einen wertvollen Bezugsrahmen für das Verständnis, wie Politik, Ökonomie und Gesellschaft die Bedingungen, die Erfahrungen, die Behandlung und die Gesundheit älterer Menschen beeinflussen. (1991, S. 37)

In einem anderen Kapitel desselben Werks räumte Estes ein, dass das Modell der politischen Ökonomie für viele der auf den Gebieten der Gerontologie Tätigen, die nach praktischen Anwendungen und Verbesserungen suchen, unter Umständen nicht relevant ist:

> Die zentrale Herausforderung der politischen Ökonomie des Alterns besteht darin, den Charakter und die Bedeutung von Abweichungen in der Behandlung alter Menschen zu verstehen und zu breiteren gesellschaftlichen Trends in Beziehung zu setzen. Eine wichtige Aufgabe besteht darin, zu verstehen, wie der Prozess des Alterns selbst durch die Behandlung [...] alter Menschen in der Gesellschaft beeinflusst wird. (1991, S. 19)

7.4 Ökonomie der Demenz

Eine ökonomische Perspektive zur Analyse von Personen mit Demenz bringt die beobachtende Person auf manche Weise in größtmögliche Distanz zu den Prinzipien person-zentrierter Pflege. Wer Pflege erhält, produziert gewisse Kosten, und so beruhen eine Menge Analysen darauf, zu untersuchen, wie sich Kosten senken lassen. Lassen sich Lebens- und Pflegequalität in solch einem Setting bewahren?

Die Ökonomie scheint auch in der Entwicklung des DCM eine Rolle zu spielen. Mit der Zeit ging das Interesse an der Methode von denen aus, die ihre Wirksamkeit bei der Sicherung einer qualitativen pflegerischen Versorgung testen möchten. Außer der Veränderung der Pflegepraxis haben viele festgestellt, dass DCM auch ein effektives Mittel zur Messung von Ergebnissen ist. Solche innovativen Einsätze des DCM geben unter Umständen auch die Richtung zukünftiger Forschung über die Methode vor.

Manche ExpertInnen haben festgestellt, dass Menschen mit Demenz entrechtet sind. Sie drängen Entscheidungsträger, diese Personen in zukünftige ökonomische Vorhersagen für die älteren Erwachsenen einzuschließen. In *Dementia and Aging: Ethics, Values and Policy Choices* (Demenz und Altern: Ethik, Werte und politische Alternativen), bemerkte Callahan:

> Das eigentümliche Zuordnungsproblem, dem wir bei den Demenzen gegenüberstehen, besteht darin, dass deren Merkmale tendenziell das Schlechteste im […] System zu Tage fördern, und die Forderungen, die sie an das System stellen – vor allem an persönlicher Pflege und Sozialleistungen – sind eben jene, denen wir am häufigsten widerstanden haben. (1991, S. 142)

In einem anderen Kapitel desselben Werks kamen Binstock und Murray (1991) auf Callahans früher geäußerte Gedanken zu einem etwas umstrittenen Konzept zurück, das früher einmal erhebliche Aufmerksamkeit erregt hatte, nämlich das Rationieren von Akutpflegedienstleistungen, um dem Bedarf der Bevölkerung an Langzeitpflege besser zu entsprechen. Damals legte Callahan dar, dass Alter und kognitive Beeinträchtigung zu Kriterien für die Versorgung mit oder Verweigerung von Langzeitpflege werden könnten, wenn Entscheidungsträger in der damals bestehenden Richtung fortführen. Binstock und Murray (und später auch Callahan selbst) glaubten letztendlich, ein solcher Plan sei «ungenügend ausgearbeitet» und könne nicht gelingen.

Callahan, Binstock und Murray und viele andere stellten noch ein weiteres Paradigma in Frage, bei dem es um die ökonomische Angebotsentwicklung von Dienstleistungen für Menschen mit Demenz geht. In diesem Modell – dem traditionellen Ansatz von oben nach unten – bilden Personen mit Richtlinienkompetenz die kleine Elite, die Entscheidungen für viele trifft. Diesem Modell steht der Ansatz von unten nach oben entgegen, bei dem die Entscheidungsfindung von der Basis und von den PflegeempfängerInnen ausgeht. Die Parallelen zwischen diesem Modell und Kitwoods (1997) Paradigma der «alten versus neuen Kultur» sind leicht zu erkennen.

Callahan stellte fest, dass «es einer Revolution in unserem Denken und in unseren Praktiken bedürfe» (1991, S. 142), damit Menschen mit Demenz anerkannt werden.

Ferner empfahl Callahan, politische Entscheidungsträger sollten die Prioritäten ändern und nach einer neuen Pflegephilosophie suchen. Dieser Empfehlung zufolge wäre DCM eine willkommene Präsenz in einer neuen Pflegekultur. Seit 2002 scheint die wirtschaftliche Unterstützung für Menschen mit Demenz von der Biomedikalisierung beherrscht zu werden, einem Konzept, das im folgenden Abschnitt 7.5 erörtert wird.

7.5 Biomedikalisierung des Alterns

Das Konzept der Biomedikalisierung des Alterns ist für Menschen mit Demenz zu einem Gebiet von Belang geworden. Indem ältere Menschen einem Management-System unter der Schirmherrschaft eines starren medizinischen Modells zugewiesen werden, kann mit einer ganzen Gruppe innerhalb der Gesellschaft effektiv umgegangen werden, was den Führenden mehr Zeit lässt, sich auf andere Dinge zu konzentrieren. Estes und Binney (1991) beschrieben, wie Biomedikalisierung des Alterns auf einer Denkebene und auf einer praktischen bzw. pflegerischen Ebene stattfindet. Schon jetzt hat die Biomedikalisierung tief greifende, weltweite Auswirkungen auf die Dienstleistung an älteren Menschen sowie an Menschen mit Demenz.

Auch Kitwood untersuchte die Auswirkungen der Implikationen der Biomedikalisierung und verwandte diesen Begriff anschließend oft in seinen eigenen Schriften. Er ordnete das medizinische Modell der Pflege als Standardparadigma ein, das den Standard der Demenzpflege weltweit beherrscht und gestaltet. Kitwood erstellte eine Tabelle (1997, S. 136), in der das medizinische und das soziale Modell einander gegenübergestellt werden, damit in der Pflege Tätige die Unterschiede selbst erkennen können.

Kitwood (1997) argumentierte, dass die fortschreitende kognitive Beeinträchtigung bei Demenz weder ignoriert noch verleugnet werden sollte. Vielmehr glaubte er, sie wäre einer von vielen Faktoren, die zum Gesamterleben der Demenz beitragen. Kuhn, Ortigara und Kasayka schrieben:

> Bei Kitwoods Theorie der Demenz [...] [geht es um] mehr als ein zu kognitiven Beeinträchtigungen führendes neurologisches Phänomen, das auch zu sozialer und psychischer Desintegration führen kann. Er argumentierte, dass Desintegration hauptsächlich als Folge des destruktiven sozialen Umfeldes auftritt, [in dem Menschen mit Demenz] sich befinden. (2000, S. 8)

Kitwood (1997) legte dar, dass ein ausschließlich medizinisches Modell keinen Sinn macht. Es führt bei Familien und in der Pflege Tätigen dazu, mit Spannung auf ein Heilverfahren für Demenz zu warten und weiterhin unter ihren fortlaufenden Alltagserfahrungen zu leiden. Auf dem Weg über DCM erkennen Menschen, dass sie in der Zwischenzeit die Art, in der sie Menschen mit Demenz wahrnehmen und pflegen, verändern können.

Wie Kitwood schlug Robertson ein alternatives Konstrukt der Alzheimer-Krankheit vor: «Krankheit ist ein soziales Konstrukt, d. h. eine Art des Betrachtens menschlichen Erlebens, eine Art des Organisierens von ‹Realität›» (1991, S. 137). Durch Kompartimentieren von Demenz zu einem ordentlichen medizinischen Paket wird einem gewissen Grad an Verantwortung ausgewichen. Kitwood lehnte es ab, sich dem medizinischen Konstrukt von Demenz zu beugen. Er schrieb, dass «eines der ermutigendsten Zeichen der letzten Jahre darin besteht, dass Menschen mit Demenz endlich als Menschen mit echter Subjektivität anerkannt werden» (1997, S. 70). Kitwood erläuterte, wie er erfuhr, was Menschen mit Demenz brauchen: Er verlagerte den Schwerpunkt des Untersuchens von der Makroebene zurück auf die Mikroebene.

7.6 Alte versus neue Kultur

Kitwood (1997) teilte die Idee, dass sich die Demenzpflege im Prozess eines massiven Paradigmenwechsels befindet: Mutige Pioniere lassen die «alte Kultur» zu Gunsten des Versprechens einer «neuen Kultur» hinter sich. Er umriss die Beziehung zwischen Alt und Neu und gab Empfehlungen, wie jede Einrichtung diesen Wechsel vollziehen kann. Kitwood zufolge müssen sich diese Veränderungen innerhalb einer jeden in der Pflege tätigen Person vollziehen, wobei dies jedoch am besten durch einen organisatorischen Wandel erreicht wird.

In Kitwoods Modell für DCM wird auch großer Wert auf Kommunikation im Bereich des Wandlungsprozesses gelegt. Beruhend auf einem pluralistischen Ansatz, in dem so viele Standpunkte wie möglich anerkannt werden, sucht DCM den Wandel auf einer globalen organisatorischen Ebene zu bewirken. Kitwood (pers. Mitt., März 1998) stellte fest, dass es infolge dieses Ansatzes zu Widersprüchen und Inkompatibilitäten kommen wird, dass jedoch selbst diese Elemente dem Endergebnis des Veränderungsprozesses Reichtum hinzufügen.

In seiner Überzeugung, dass die alte Kultur für die von ihm gepflegten Menschen nicht mehr ausreicht, gelangte Thomas (1996) an einen ähnlichen Scheideweg. Er schuf die Eden-Alternative, ein Programm und eine Philosophie, die eine Pflegeeinrichtung von einem institutionellen Setting in ein nährenderes, häuslicheres Setting verwandeln soll. Thomas erläuterte, dass das Einbeziehen von Gärten, Tieren und Kindern BewohnerInnen, die sich unter Umständen Fragen nach ihrer Bedeutung und ihrem Wert gegenübersehen, ein Gefühl von Schwingen und Lebendigkeit vermittelt.

Zwischen den Visionen von Kitwood und Thomas gibt es einige Parallelen. Kitwood verwandte eine Sprache, welche die Konzepte alter und neuer Kultur inkorporierte; Thomas sprach von Revolutionen innerhalb des Pflege-Settings. Speziell erwähnte er zwei Umwälzungen, die sich aus der «Edenisierung» ergeben. Die Erste ist eine Greifbare: Das Pflegeheim-Setting wird physisch umgewandelt. Bei der zweiten Umwälzung werden Werte, Überzeugungen und Einstellungen über das gesamte Pflegespektrum hinweg hinterfragt und bisweilen revidiert. So sorgte Thomas in sehr ähnlicher Weise wie Kitwood lang- und kurzfristig vor.

Außer DCM und der Edenisierung laufen noch weitere Kampagnen zur Verbesserung der Qualität der Pflege und des Wohlbefindens von Menschen mit Demenz, die in formellen Settings leben. So wurde beispielsweise 1975 während einer Versammlung für das National Gray Panther's Long Term Care Action Project (etwa: Nationales Aktionsprojekt der Grauen Panther zur Langzeitpflege) in Washington, D. C., die National Citizen's Coalition for Nursing Home Reform (NCCNHR; etwa: Nationale Bürgervereinigung zur Reform von Pflegeheimen) gegründet. Über die Jahre hinweg haben sich die Vereinigung und ihre Gründerin, Elma Houlder, der Verbesserung von Pflege in U. S.-amerikanischen Pflegeeinrichtungen verschrieben.

Die NCCNHR spielte eine wichtige Rolle bei der Entwicklung des Omnibus Budget Reconciliation Act (OBRA) von 1987 (PL 100–203), bekannt als Nursing Home Reform Act, und hat in der Folge auf eine vollständige Implementierung des Gesetzes hingearbeitet. Die NCCNHR widmete sich der Bereitstellung von «Informationen und Führung bei der Entwicklung regulatorischer und legislativer Politik auf Bundesebene und auf der Ebene von Einzelstaaten sowie von Modellen und Strategien zur Verbesserung der Pflege und des Lebens von BewohnerInnen in Pflegeheimen und anderen Einrichtungen der Langzeitpflege» (NCCNHR, 2001 a). Im Laufe der Zeit hat die NCCNHR die Herausforderung angenommen, die Gesetze, bei deren Schaffung sie selbst mitgewirkt hat, aufrechtzuerhalten, von der Überwachung von Medicaid-Ansprüchen bis zur Schulung von U. S.-Beamten in Fragen der direkten Pflege, wie etwa dem Einsatz körperlicher und chemischer Ruhigstellung.

Im Jahre 2001 unterstützte die NCCNHR neben 30 weiteren Organisationen *The Nurse Staffing Crisis in Nursing Homes: A Consensus Statement of the Campaign for Quality Care* (Die Pflegepersonalkrise in Pflegeheimen – Ein Konsensus-Statement der Kampagne für qualitätvolle Pflege). In fortlaufender Überschneidung mit den Werten und Zielen des DCM umriss dieses Dokument das Dilemma, dem Pflegende in der Langzeitpflege in Bezug auf eine qualitätvolle Pflege und das Wohlbefinden von BewohnerInnen gegenüberstehen. Das Dokument bot auch potenzielle Richtungen für das Auffinden von Lösungen.

Über die kommenden Jahre hinweg scheint eine weitere Untersuchung dieser und anderer Themen anzustehen. Das Pioneer Network (Pionier-Netzwerk) ist eine weitere U. S.-amerikanische Organisation, entstanden mit der Absicht, die Pflegequalität für Menschen mit Demenz und andere in Settings der Langzeitpflege Wohnende zu verbessern und ihr Wohlbefinden zu erhöhen. Diese Organisation beschäftigt sich primär mit dem Überdenken und Neugestalten der Art und Weise, in der Langzeitpflege gegeben wird.

Im Jahre 2001 hielt das Pioneer Network eine Tagung ab, an der RepräsentantInnen des DCM teilnahmen, um festzustellen, ob und wie DCM eine Rolle dabei spielen könnte, diese Paradigmenverlagerung zu bewirken. DCM-BefürworterInnen und Mitglieder des Pioneer Network haben eindeutig eine gemeinsame Sprache. Die Angehörigen des Letzteren treten für das Konzept des «Kulturwandels» ein, und dessen Ziele und Werte decken sich mit Kitwoods Entwurf einer neuen Pflegekultur (1997, S. 135).

Diese Organisationen sind dazu da, um die an einem Wandel – vor allem an einer Verbesserung der zu Beginn des 21. Jahrhunderts in Settings der Langzeitpflege gegebenen Pflege – Interessierten zu schulen und ihnen Ressourcen zur Verfügung zu stellen. Vielleicht auf Grund ihrer besonderen Eignung für das amerikanische politische und ökonomische System gelang diesen Einrichtungen eine Sichtbarkeit und ein Einfluss, den DCM erst noch erreichen muss. Diese Organisationen können ihre Rolle im politischen Prozess einnehmen und haben ein Verständnis dieser Rolle.

7.7 Die Rolle der Politik

Die Notwendigkeit innovativer Veränderungen in der U. S.-amerikanischen Rechtsordnung war ein herausragender Schwerpunkt des Weltkongresses zum Thema Alzheimer-Krankheit, der im Sommer des Jahres 2000 in Washington, D. C., stattfand. In Verbindung mit dem Kongress gab die American Alzheimer's Association unter dem Titel *2000 Federal Legislative Priorities* (Prioritäten der Bundesgesetzgebung) einen Handlungsplan heraus. Außer dass neue Wege zur Unterstützung betreuender Familienangehöriger aufgezeigt werden, befürwortet dieses Dokument eine Suche nach neuen Methoden der Dienstleistung «in einer Art und Weise, die KonsumentInnen schützt, ohne die Pflege übermäßig zu medikalisieren und die Kosten aufzublähen, und Dienstleister für die Qualität verantwortlich zu machen» (Alzheimer's Association, S. 3).

Manche Führungspersönlichkeiten in der Gesundheitsversorgung möchten sich das System der in der Pflege Tätigen noch einmal vornehmen, um es zu stärken. Bis ins Jahr 1989 zurück stellten ExpertInnen die Dynamik der Settings fest, in die PflegehelferInnen und Menschen mit Demenz hineingebracht werden. Tellis-Nayak und Tellis-Nayak beschrieben die Situation als «zwei Parteien, beide machtlos, wenig respektiert und kaum von der Gesellschaft anerkannt und außerdem gezwungen, sich in einem schwierigen, nicht von ihnen selbst geschaffenen Setting gegenüberzustehen» (1989, S. 312).

Ebenso wie DCM in der Pflege Tätige dazu drängt, die Stimme des Bewohners anzuerkennen, kann es auch dazu eingesetzt werden, die Stimme hauptberuflich Pflegender zu hören und zu achten. In einem während des Weltkongresses zur Alzheimer-Krankheit verfassten Zeitschriftenartikel wurde die Rolle der Pflegehelferin in Bezug auf die Rolle der Person mit Demenz untersucht. Eine Pflegeperson stellte fest, dass «ihr der Prozess das Gefühl gab, stärker in das Leben ihrer Patienten integriert zu sein und gleichzeitig zu einer sensibleren Betreuungsperson zu werden» (Allen, 2000, S. S1).

In ähnlicher Weise führten McConnell und Riggs (1999) von der Alzheimer's Association als Antwort auf eine ganze Reihe politischer Herausforderungen durch die Alzheimer-Krankheit einige Empfehlungen auf. Sie schrieben:

> Die Pflegenden von Patienten mit Alzheimer-Krankheit benötigen ein spezielles Training, um die Krankheit zu verstehen, um mit möglicherweise frustrierendem, Furcht einflößendem und sogar gefährlichem Verhalten umzugehen und um gesundheitliche Störungen zu erkennen, die sofortiger Aufmerksamkeit bedürfen. (S. 72)

DCM bietet eine gangbare Lösung für die Pflegeperson, die ein besseres Verständnis der Alzheimer-Krankheit und der jeweiligen Person mit dieser Diagnose gewinnen und verstehen möchte, wie man am besten mit dieser Person kommuniziert.

Auch van Kleunen und Wilne gaben diese Gefühle wieder, indem sie anmerkten, dass «die Qualität der Pflege, die Langzeitpflege-Patienten erhalten, in direkter Beziehung zum Arbeitsplatz steht, der den Hilfsberufen geboten wird, die diese Pflege auf einer täglichen Basis geben» (2000, S. 116). Des Weiteren schlugen sie vor, Standards für Hilfsberufe sollten stringenter werden, nicht nur, um die Pflegequalität zu sichern, sondern auch, um diese in der Pflege Tätigen als Arbeitskräfte zu halten und zu fördern. TeilnehmerInnen am DCM-Grundkurs lernen, dass der personenzentrierte Ansatz den BewohnerInnen von den Pflegenden angeboten, von den Pflegenden geteilt und von MitarbeiterInnen aus der Verwaltung vorgelebt werden muss, um eine Einrichtung zu durchdringen.

Zur Untersuchung des umfassenden Potenzials des Instruments präsentierten Vertreterinnen aus Großbritannien und den USA eine Evaluation britischer und amerikanischer Settings, in denen DCM eingesetzt wird. Innes und Lechner (2000) verglichen Daten aus Pflege-Settings beider Länder und arbeiteten die einzigartigen kulturellen Implikationen heraus, die DCM kulturübergreifend haben kann. Da sich das Interesse an DCM auf weitere Länder ausbreitet, ist das Bewahren kultureller Sensibilität – in Übereinstimmung mit Kitwoods zentralem Glauben an das Personsein (1997) – von entscheidender Bedeutung.

Da DCM weltweit an Popularität gewinnt, muss es sich unter Umständen auch zu einer Methode entwickeln, die den Bedürfnissen derer zu entsprechen vermag, die außerhalb formeller Langzeitpflege-Settings gepflegt werden. Diejenigen, die DCM geschaffen, und diejenigen, die zu seinem Erfolg beigetragen haben, haben die praktischen Anwendungen der Methode und des sie begleitenden person-zentrierten Ansatzes noch einmal überprüft. Diese Personen haben erneut ihre Überzeugung bekräftigt, dass die zu Grunde liegende Philosophie des person-zentrierten Ansatzes die Kultur der Pflege deutlich verändert, und zwar unabhängig davon, wo er angeboten wird.

7.8 Schlussfolgerungen

Eine Untersuchung sozialer, ökonomischer und politischer Betrachtungen zu DCM kann das Verständnis der Methode und ihrer Wirkungen weiter verbessern. Das Erfassen dieser Fragen wiederum hilft politischen Entscheidungsträgern, sich auf dem Gebiet der Verbesserung von Langzeitpflege und besonders der Demenzpflege zu bewegen. Dennoch bilden die beiden von Kitwood erwähnten Elemente – Ethik und Sozialpsychologie – noch immer den Kern der Methode und gestalten alles Übrige.

Wie in diesem Kapitel festgestellt, kann sich das Makroebenenmodell weltweit auf Wahrnehmungen von Demenz auswirken und dabei die Begrifflichkeit der Demenz selbst auf eine neue Ebene bringen. Eine Untersuchung des DCM auf der Makroebene kann erforschen, wie sich die Präsenz der Methode in den Bereichen Ökonomie und

Politik auf Menschen mit Demenz auswirkt. Es scheint jedoch, als bringe eine Untersuchung der person-zentrierten Pflege auf der Makroebene eine paradoxe Beziehung mit sich, da der Fokus person-zentrierter Pflege kaum selbsterklärend ist. Obwohl es faszinierend ist, die Beziehungen zwischen DCM und den Sozialwissenschaften einschließlich der Ökonomie und Politik zu betrachten, ist es daher von höchster Wichtigkeit, daran zu denken, dass, wie Kitwood (1997) sagte, «die Person Vorrang hat».

Literatur

Allen, J. A. (2000, August 5): Alzheimer's care crisis. *The Los Angeles Times,* p. S1.

Alzheimer's Association (2000): 2000 Federal Legislative Priorities. Retrieved Ocotober 2001 from http://www.alz.org/involved/advocacy/fed_longterm.htm#Meeting.

Binstock, R. H.; Murray, T. H. (1991): The politics of developing appropriate care for dementia. In: R. H. Binstock, S. G. Post, P. J. Whitehouse (Eds.), *Dementia and Aging: Ethics, Values, and Policy Choices* (pp. 153–170). The Johns Hopkins University Press, Baltimore.

Callahan, D. (1991): Dementia and appropriate care: Allocating scarce resources. In: R. H. Binstock, S. G. Post, P. J. Whitehouse (Eds.), *Dementia and Aging: Ethics, Values, and Policy Choices* (pp. 141–152). The Johns Hopkins University Press, Baltimore.

Estes, C. L. (1991): The new political economy of aging: Introduction and critique. In: M. Minkler, C. L. Estes (Eds.), *Critical Perspectives on Aging: The Political and Moral Economy of Growing Old* (pp. 19–36). Baywood Publishing Company, Amityville, NY.

Estes, C. L.; Binney, E. A. (1991): The biomedicalization of aging: Dangers and dilemmas. In: M. Minkler, C. L. Estes (Eds.), *Critical Perspectives on Aging: The Political and Moral Economy of Growing Old* (pp. 117–134). Baywood Publishing Company, Amityville, NY.

Innes, A.; Lechner, C. (2000): High-quality dementia care across cultures: An international evaluation of settings using the Dementia Care Mapping method. *The World Alzheimer Congress 2000 Proceedings Book, Session F13.* Alzheimer's Disease and Related Disorders Association, Washington DC.

Kitwood, T. (1997): Dementia Reconsidered: The Person Comes First. Open University Press, Buckingham, England. [dt.: Demenz. Der person-zentrierte Ansatz im Umgang mit verwirrten Menschen. Hans Huber, Bern; 3., erw. Auflage 2004.]

Kuhn, D.; Ortigara, A.; Kasayka, R. E. (2000): Dementia Care Mapping: An innovative tool to measure person-centred care. *Alzheimer's Care Quarterly, 1* (3), 7–15.

McConnell, S.; Riggs, J. (1999, Fall): The policy challenges of Alzheimer's disease. *Generations, 23* (3), 69–74).

Minkler, M.; Cole, T. R. (1991): Political and moral economy. In: M. Minkler, C. L. Estes (Eds.), *Critical Perspectives on Aging: The Political and Moral Economy of Growing Old* (pp. 37–49). Baywood Publishing Company, Amityville, NY.

Minkler, M.; Estes, C. L. (Eds.) (1991): Critical Perspectives on Aging: The Political and Moral Economy of Growing Old. Baywood Publishing Company, Amityville, NY.

National Citizen's Coalition for Nursing Home Reform (NCCNHR) (2001 a): About NCCNHR. Retrieved October 2001 from http://www.ncconhr.org/static_pages/about.cfm.

National Citizen's Coalition for Nursing Home Reform (NCCNHR) (2001 b, June 26): The Nursing Staff Crisis in Nursing Homes: A Consensus Statement of the Campaign for Quality Care (March 14, 2000). Retrieved April 2002 from http://www.nccnhr.org/govpolicy/51_162_701.cfm.

Omnibus Budget Reconciliation Act (OBRA) of 1987 (PL 100–203).

Peterson, P. G. (1999): Gray Dawn: How the Coming Age Wave Will Transform America – and the World. Random House, New York.

Posner, R. A. (1995): Aging and Old Age. University of Chicago Press, Chicago.

Robertson, A. (1991): The politics of Alzheimer's disease: A case study in apocalyptic demography. In: M. Minkler, C. L. Estes (Eds.), *Critical Perspectives on Aging: The Political and Moral Economy of Growing Old* (pp. 135–149). Baywood Publishing Company, Amityville, NY.

Ryan, W. (1971): Blaming the Victim. Vintage & Anchor Books, New York.

Tellis-Nayak, V.; Tellis-Nayak, M. (1989): Quality of care and the burden of two cultures: When the world of the nurse's aide enters the world of the nursing home. *The Gerontologist, 29* (3), 307–313.

Thomas, W. H. (1996): Life Worth Living: How Someone You Love Can still Enjoy Life in a Nursing Home. VanderWyk & Burnham, Acton, MA.

Van Kleunen, A.; Wilner, M. A. (2000): Who will care for mother tomorrow? *Journal of Aging and Social Policy, 11* (2/3), 115–126.

Abschnitt IV
Zukünftige Anwendungen des DCM

8

Michelle Persaud

Was Dienstleister für Menschen mit kognitiven Beeinträchtigungen lernen können

Pflegediensten fällt es oft schwer, Pflegequalität zu beurteilen. Die Probleme, denen man in Demenzpflegediensten und Diensten für kognitive Beeinträchtigungen gegenübersteht, gleichen einander, da die PflegeempfängerInnen oft nicht in der Lage sind, Meinungen zum Ausdruck zu bringen. Mit ihrem Versuch, die Schwierigkeiten anzusprechen, denen EvaluatorInnen von Dienstleistern gegenüberstehen (s. Bradford Dementia Group, 1997), war die Arbeit von Kitwood und Bredin eine Innovation.

Seit der Arbeit von Nirje, Bank-Mikkleson und Wolfensberger in den 1960er- und 1970er-Jahren (Flynn/Nitsch, 1980) steht die eigentliche Natur person-zentrierter Pflege bei Dienstleistern für Menschen mit kognitiven Beeinträchtigungen an erster Stelle. Kitwoods Konzept der *malignen Sozialpsychologie* trägt viele Ähnlichkeiten zu Wolfensbergers Theorie der Normalisierung. Beim Erörtern des person-zentrierten Pflegeansatzes mit einem Kollegen mit Demenzpflegehintergrund wurde deutlich, dass dieser Ansatz demjenigen glich, der bei Dienstleistern für Menschen mit kognitiven Beeinträchtigungen angewandt wird. Daher schien es angemessen, zu untersuchen, ob hauptberuflich mit Behinderung Beschäftigte von der Nutzung der Arbeit ihrer KollegInnen aus der Demenzpflege profitieren könnten. Auch wenn das Abbilden von Demenzpflege (*Dementia Care Mapping*, DCM) für den Einsatz bei Menschen mit Demenz konzipiert wurde, lohnt sich die Untersuchung für andere Patientengruppen. In diesem Kapitel wird die erste Forschungsarbeit ihrer Art über den Einsatz von DCM auf dem Gebiet der Behinderungen erörtert.

In Großbritannien leben viele Menschen mit kognitiven Beeinträchtigungen in Pflegeheim-Settings, die von der Regierung, von gemeinnützigen Organisationen oder von der privaten Hand gestellt werden. Das Testen von Pflegequalität ist mit Schwierigkeiten verknüpft, da die Meinung Dritter oft zum Schwerpunkt jeglicher Evaluation wird (Hoyes, 1990; Stanley/Roy, 1988; Thomas et al., 1986). Im 20. Jahrhundert verließ man sich sehr auf Methoden, die sich auf quantifizierbare und greifbare Aspekte der Pflege, wie z. B. Umgebungsaspekte, konzentrierten. Wolfensberger und Glenn legten dar, dass Dienstleister herkömmlicherweise nicht in vollem Umfang evaluiert wurden, weil es die ManagerInnen für unangemessen hielten, Dienstleister, die dem Menschen unmittelbar nutzen, mit «Preisschildern» zu versehen (1975, S. 4). Sie legten ferner dar, dass der Mangel an geeigneten Messskalen, -instrumenten oder -systemen die bestehende Situation der Nichtevaluation noch verstärkte. Sie erklärten: «Allzu oft haben wir dem Quantifizierbaren Bedeutung verliehen, statt das Bedeutsame quantifizierbar zu machen» (S. 4).

Es wurde ein Forschungsprojekt entwickelt, um die Frage zu testen: «Wie nützlich ist DCM für das Assessment von Pflegequalität in der Umgebung einer Klinik für Menschen mit kognitiven Beeinträchtigungen?» Dieses Projekt entstand aus dem Bewusstsein des bereits reichhaltigen Forschungsmaterials auf dem Gebiet der Demenz (z. B. Innes/Surr, 2001) und einer Erkenntnis der ähnlichen Fragen heraus, denen Dienstleister auf dem Gebiet der Behinderungen und der Demenzpflege gegenüberstehen. Das Projekt ergänzte darüber hinaus die Anforderungen der Universität Bradford zur Sicherstellung einer angemessenen Anwendung und eines geeigneten Einsatzes des DCM (Innes et al., 2000).

Der Erfolg der Arbeit hing von den angewandten Methoden ab, und es wurde deutlich, dass eine etablierte, angesehene Form der Pflegeforschung – Ethnopflege – sich für die Aufgabe anbot. Einer der größten Vorteile dieser Methode ist, dass sie – mit Leiningers Worten – «detaillierte Berichte über Ereignisse, Situationen und Umstände, die durch andere Forschungsmethoden gewöhnlich schwer zu entdecken sind» (1985, S. 40), liefert. Die Absicht bei dem Prozess war, einen empirischen, experimentellen, direkten Ansatz zu verwenden. Auf diese Weise ließ sich die Methode anwenden, Ergebnisse konnten gesammelt werden, und Erfahrungen konnten daraufhin überdacht werden, wie sich das Projekt in der Praxis bemerkbar macht und funktioniert. In gewissem Sinne ließe sich diese Anwendung des DCM beschreiben als klinische Studie, d. h. etwas in einem klinischen Setting zu testen. Im Kontext dieser Arbeit bedeutet *experimentell*, etwas zu versuchen, das im Gegensatz zum Testen von Ursache und Wirkung steht (Polit/Hungler, 1999).

Für die Ziele dieser Studie wurde ein Gelegenheitsdesign gewählt (Polit/Hungler, 1999, engl. *convenience design*). Um die Vielfalt an Behinderungen in einer örtlichen Klinik wiederzugeben, wurden drei Bereiche der Pflege in Wohnheimen ausgewählt, in denen Beobachtungen durchgeführt werden sollten. Insgesamt wurden 22 Personen beobachtet, die 96 % der Population in den Zielbereichen darstellten. Ihr Alter reichte von 20 bis 63 Jahre, und alle TeilnehmerInnen hatten gemäß dem englischen Mental Health Act aus dem Jahre 1983 (Gostin, 1983) schwere kognitive Beeinträchtigungen. Bei niemandem war eine Demenz diagnostiziert worden; viele hatten jedoch Kommunikationsstörungen. Dieser Faktor erlaubte das Testen der Behauptung, DCM könne die Pflege, die sie erhielten, evaluieren – etwas, das sie selbst nicht zu beschreiben vermochten.

Erfolgskriterien mussten ausgewählt werden. Es wurde festgelegt, dass der Erfolg des Projekts anhand der Durchführbarkeit des DCM in einem Setting der Pflege bei kognitiven Beeinträchtigungen demonstriert würde. Mit anderen Worten, das Projekt würde folgende Fragen ansprechen:

- Wie anwendbar ist die Methode?

- Welche Stärken liegen darin, sie außerhalb ihres Kontextes anzuwenden?
- Welche Einschränkungen hat sie?

Diesen drei Fragen wird in den folgenden Abschnitten im Einzelnen nachgegangen.

8.1 Anwendbarkeit auf Dienstleister für Menschen mit kognitiven Beeinträchtigungen

DCM wurde ausschließlich für den Einsatz in Demenzpflege-Settings konzipiert, und seine Evaluationskodes wurden nach Tausenden von Beobachtungsstunden verfeinert. Dreiundzwanzig Kodes plus ein Kode für nicht zuzuordnendes Verhalten stehen der Beobachtungsperson zur Verfügung. Sie bilden das, was im DCM als Verhaltenskategoriekodes (*Behaviour Category Codes*, BCC; s. Tab. 1 der Einleitung für eine vollständige Liste) bezeichnet wird. Wird DCM in einem Setting der Demenzpflege eingesetzt, so sind die beobachteten Verhaltensweisen kennzeichnend für Demenz. Kitwood (1997) behauptete, die sichtbar auftauchende und testbare Sozialpsychologie der Demenz sei eng mit DCM verknüpft. Diese Psychologie würde eine klare Darstellung des Erlebens von Demenz erlauben. Alle zentralen Konstrukte des DCM gehen aus ihr hervor, und Kitwood bezeichnet DCM als eine Methode vom Konstrukttyp, d.h. als eine Methode zum Herausarbeiten der Natur, der Essenz und der zu Grunde liegenden Attribute des untersuchten Phänomens.

Nochmals: Kitwood (1997) konstatierte, dass Demenz eine testbare Sozialpsychologie hat, die dadurch unterstützt wird, wie leicht sich Verhaltensweisen in einem Demenz-Setting interpretieren lassen. Die testbare Natur der Demenz macht es leicht, die Verhaltensweisen derer, die sie haben, zu beobachten und zu interpretieren (Robinson/Reed, 1998). Das Experiment bewies, dass es zwar ein reiches Wissen über die Natur, die Essenz und zu Grunde liegende Attribute kognitiver Beeinträchtigungen gibt, gleichzeitig aber eine enorme Vielfalt an Verhaltenweisen existiert, für die das DCM-Kodieren unzureichend oder ungeeignet war.

Der DCM-Kode I (Intellektuelles – Lesen, eine andere intellektuelle Aktivität) kann bedeuten, Bücher oder Zeitschriften zu lesen. Während der DCM-Beobachtungen wurde festgestellt, dass ein paar der TeilnehmerInnen gerne Kataloge «lasen». Diese Situation verdeutlichte eine Schwierigkeit bei der Interpretation. Sitzt eine Mitarbeiterin bzw. ein Mitarbeiter tatsächlich mit der Teilnehmerin oder dem Teilnehmer zusammen, liest etwas vor und führt eine Aktivität intellektueller Art durch (z.B. ein Frage-und-Antwort-Spiel), so ist es angemessen, dieses Verhalten als I zu kodieren. Hat die Teilnehmerin oder der Teilnehmer jedoch lediglich Spaß am Betrachten der Bilder, so ist das Kodieren des Ereignisses problematisch.

Schwierigkeiten bei der Interpretation traten auch auf, wenn in einem Demenzpflege-Setting gezeigte Verhaltenweisen im Pflege-Setting für kognitive Beeinträchtigungen eine andere Konnotation bekamen. So beschreibt beispielsweise DCM das Umhergehen einer Person in ihrem Pflegebereich als Typ-2-Verhalten (Verhalten, das niemanden außer die betreffende Person selbst einbezieht). Mit seinem Potenzial, einsamer Natur zu sein und kein Ziel zu haben, gilt ein solches Verhalten gewöhnlich nicht als positiv. (Hier handelt es sich um ein Missverständnis: Umhergehen (K) steht zwischen Typ 1- und Typ 2-Kategorien, Anm. d. Hrsg.)

Im Pflegeumfeld bei kognitiven Beeinträchtigungen nahm dieses Verhalten zwei vollkommen verschiedene Aspekte an. Einerseits tendierten die meisten TeilnehmerInnen dazu, wiederholt in denselben Bereichen oder am selben Ort umherzugehen. In diesem Sinne war das Verhalten repetitiv und selbststimulierend und hätte als solches als *W* (Aushalten – selbststimulierendes Verhalten) kodiert werden können. Andererseits wurde das Verhalten als positiv angesehen bei Personen, bei denen auch Körperbehinderungen und Störungen der Beweglichkeit vorlagen. Bei ihnen förderte – selbst das ziellose – Umhergehen die Unabhängigkeit. Dieses Verhalten ließe sich daher auch unter der Kategorie *J* (Gelenke – an einer Übung teilnehmen) kodieren, falls die Art der Aktivität auf irgendeine Übung hindeutet.

Die positive Natur eines Verhaltens kann auch in Wohlbefindlichkeits-Werten (WIB-Werten) wiedergegeben werden. Ein Problem bestand für die BeobachterInnen, wenn viel Zeit in der Aktivität verbracht wurde. Beim Typ-2-Verhalten ist einigen Verhaltenskodes eine Degenerationsregel angefügt, die sich im WIB-Wert als «Nicht-Interaktion» widerspiegelt. Nehmen wir an, eine Person würde sich hinsetzen und zu Boden starren, so gälte dies als *C*-Verhalten (Kalt – sozial nicht einbezogen). Bleibt die Person 30 Minuten lang ununterbrochen in diesem Zustand, sinkt ihr WIB-Wert, z. B. von +1 auf –1. Nach weiteren 30 Minuten verschlechtert er sich abermals von –1 auf –3, um dann weitere 30 Minuten später auf einen Wert von –5 abzusinken.

K (Kommen und Gehen – unabhängig gehen oder stehen) trägt keine Degenerationsregel. (K im negativen Bereich degeneriert nach ununterbrochenen 30 Minuten ebenfalls, Anm. d. Hrsg.) Daher waren die Beobachtenden der Ansicht, die einsame Natur des Hin-und-her-Gehens würde sich im WIB-Wert einer Person nicht ausreichend widerspiegeln. In einem Fall wurde festgestellt, dass ein Teilnehmer fast sechs Stunden lang denselben Korridor auf und ab ging, der WIB-Wert jedoch in einem positiven Bereich blieb. In diesem Bereich versagt das Kodieren. Dieses Problem mit der Degenerationsregel trifft auch auf die Kodes *Y* (Halluzination – mit sich selbst oder einer imaginierten Person sprechen) und *W* (Aushalten – selbststimulierendes Verhalten) zu. Beide Verhaltensweisen sind bei Menschen mit kognitiven Beeinträchtigungen häufig und werden daher bei den Beobachtungen ständig verzeichnet.

Diese Studie zeigte auch ein überraschendes Ergebnis, nämlich die Erkenntnis des Bedarfs an Unterstützung der Beobachtenden. Lange, intensive Perioden des Beobachtens, vor allem das Beobachten von Pflege, können eine tief greifende Wirkung auf den Menschen haben. Bei dem gesamten Prozess wird die eigene Arbeit als Pflegeperson hinterfragt. Es kann zu intensiven, gemischten Gefühlen kommen, vor allem beim Beobachten eines Bereichs, in dem sich eine fragwürdige oder mangelhafte Pflege zeigt. Alle an dem Projekt beteiligten BeobachterInnen erkannten diesen Faktor und brachten im Anschluss an eine Beobachtungsphase das Bedürfnis nach Unterstützung zum Ausdruck. Dies gilt sowohl für Settings mit kognitiven Beeinträchtigungen als auch für Settings der Demenzpflege.

8.2 Verstärkter Einsatz des DCM bei kognitiven Beeinträchtigungen

Über die Wirksamkeit des DCM in Settings der Pflege bei kognitiven Beeinträchtigungen lässt sich streiten. Verglichen mit Demenzpflege-Settings ist seine Effektivität begrenzt. Wird es jedoch in der Absicht eingesetzt, Bereiche mangelhafter oder guter Pflegepraxis zu beleuchten, war es – unabhängig von Kodierungsproblemen – in Settings der Pflege bei kognitiven Beeinträchtigungen sehr effektiv.

DCM erleichterte die Erhebung reichhaltiger, detaillierter Daten. Alle relevanten Punktzahlen und Indizes konnten berechnet werden. Sowohl individuelle als auch auf Gruppen bezogene Pflegezusammenfassungen wurden fertig gestellt, zusammen mit einem Abschlussbericht, der Empfehlungen für jeden Bereich des Pflege-Settings enthielt. In diesem Sinne war die Methode auch außerhalb des Demenzpflegekontextes genauso effizient.

Außerdem versorgte die Anwendung des DCM auf Pflegeeinrichtungen für Menschen mit kognitiven Beeinträchtigungen die MitarbeiterInnen auf effiziente Weise mit harten Daten über Art und Häufigkeit von Verhaltensweisen der TeilnehmerInnen. Besonders relevant war, dass in allen drei Beobachtungsbereichen Verhaltensweisen der Kategorie *A* (Artikulation – verbal interagieren) einfach nicht vorkamen. In der Pflege Tätige sollten sich um eine Steigerung von Verhaltensweisen der Kategorie *A* bemühen, um das emotionale Wohlbefinden des Einzelnen zu erhöhen. Angesichts der Tatsache, dass in Pflegeumgebungen für Menschen mit kognitiven Beeinträchtigungen gewöhnlich Philosophien vertreten werden, bei denen es um emotionale Unterstützung und Wohlbefinden geht, waren viele MitarbeiterInnen völlig überrascht von diesem Aspekt und wollten nicht glauben, dass die Interaktionsgrade derart niedrig waren, bis sie mit den harten Fakten konfrontiert wurden. In den drei beobachteten Bereichen betrug der Prozentsatz an Zeit, den Pflegende mit dem Interagieren mit Patienten zubrachten, 38 % für Bereich 1, 12 % für Bereich 2 und 2 % für Bereich 3. Diese Ergebnisse zeigen die Notwendigkeit, sich um die kulturellen Werte von Pflege innerhalb dieser Umgebungen zu kümmern. Ganz eindeutig muss nach Philosophien und Einstellungen gefragt werden, da die Ergebnisse in der Durchführung der Pflege den «Charakter einer Bewahranstalt» und eine Aufgabenorientiertheit zeigen.

Ein eigentümliches Phänomen wurde durch die Daten besonders hervorgehoben. In allen in der Stichprobe ausgewählten Bereichen hatten PflegeschülerInnen Dienst. Die Daten zeigten, dass die Pflegenden in allen Fällen dazu neigten, sich mit der körperlichen Pflege oder ähnlichen Aufgaben, wie etwa dem Bettenmachen, zu beschäftigen. Es war offensichtlich, dass sich niemand von ihnen einmal hinsetzte und mit TeilnehmerInnen auch wirklich sprach. Das Erörtern mit den anderen BeobachterInnen zeigte zwei mögliche Gründe für dieses Ergebnis:

1. Die Studierenden im klinischen Einsatz müssen bestimmte Ziele erreichen und sind daher mit dem Versuch beschäftigt, eine gute Beurteilung zu bekommen. Dies mag eine ziemlich zynische Sichtweise sein, jedoch lohnt es sich, darüber nachzudenken.

2. Den Studierenden wurde nicht beigebracht, wie man mit Menschen, die der Langzeitpflege bedürfen, arbeitet, daher sind sie unter Umständen nicht in der Lage, ein nennenswertes verbales Feed-back zu geben. Das Betreuen in diesen Situationen beinhaltet bestimmte Belastungen, und die Fertigkeiten zum Aufrechterhalten von Interaktion lassen sich nicht notwendigerweise rasch oder auf der Schulbank lernen. Roberts und Obholzer behaupteten, dass «Zwangsroutinen der Pflege dazu dienen können, Patienten vor Betreuenden [in der Pflege Tätigen] zu schützen», die von der Verantwortung des Fürsorgens für Menschen mit Dauerleiden niedergedrückt werden (1994, S. 83).

Aus den Daten geht deutlich hervor, dass Pflegende es vermieden, sich auf TeilnehmerInnen einzulassen. Selbst anhand dieser kleinen Stichprobe wird offensichtlich, dass Schulung, Training und Unterstützung von Studierenden in klinischer Ausbildung erwogen werden müssen. Werden diese Fragen in der beruflichen Unterweisung nicht schon frühzeitig angesprochen, können sich Vermeidungsverhalten und die anschließende aufgabenorientierte Kultur fortsetzen.

Die Debatte über die Wirksamkeit des DCM bei Personen mit kognitiven Beeinträchtigungen wird sich zweifellos fortsetzen, das bedeutsamste Ergebnis dieser Untersuchung ist jedoch, dass zwischen Pflegephilosophie und Pflegepraxis noch eine riesige Lücke klafft. Es scheint eines kulturellen Wandels in Bezug auf die Pflege zu bedürfen. Zur Untermauerung dieser Feststellung zeigten die Ergebnisse in allen beobachteten Bereichen ganz überwiegend die aufgabenorientierte Natur der Pflege. Zwar berichten viele MitarbeiterInnen, ihre Pflege konzentriere sich auf die emotionalen Bedürfnisse und das Wohlbefinden der BewohnerInnen, jedoch wird diese Behauptung durch die gewonnenen Daten nicht gestützt. DCM hat das Vehikel geliefert, um einen Wandel voranzutreiben, und ist als solches auf dem Gebiet der Pflege bei kognitiven Beeinträchtigungen hochgradig effektiv. Diese Feststellung wird gestützt durch die Worte Leiningers, der Begründerin und Leitfigur auf dem Gebiet transkultureller Pflege: «[Das] einzige Charakteristikum des Pflegens ist Pflege, und zu entdecken, was Pflege am besten definiert, erfordert ein Spektrum an qualitativen Methoden, um ihre verborgenen und kulturell begründeten Werte hervorzulocken und zu erfassen» (1985, S. 22).

Gewöhnlich kann man es sich in Settings der Gesundheitsversorgung nicht leisten, acht Stunden lang einfach nur dazusitzen und zu beobachten. Dementsprechend lieferte DCM detaillierte, reichhaltige Daten, von denen die MitarbeiterInnen profitieren konnten, indem sie lernten, wie die Pflege zu verbessern sei. So war beispielsweise eine Pflegende völlig schockiert, als sie erfuhr, dass mit einem Mann in ihrer Obhut seit acht Stunden nicht gesprochen worden war! Gewöhnlich sind Menschen derart beschäftigt, mit allem voranzukommen, dass Einzelheiten entgleiten und übersehen werden. Effektivität ist dann eine Frage der Diskussion, die vom jeweiligen Standpunkt und von den in diesem frühen Stadium der Forschung verfügbaren Ergebnissen abhängt.

8.3 Einschränkungen des Einsatzes von DCM bei kognitiven Beeinträchtigungen

Bei Betrachtungen der Effizienz müssen auch Fragen der Ressourcen angesprochen werden. Es muss dauerhaft signifikant investiert werden, wenn DCM sowohl in Settings der Demenzpflege als auch in Settings mit kognitiven Beeinträchtigungen angemessen durchgeführt werden soll. Einzelne Dienstleistungsgruppen entscheiden darüber, ob das Potenzial an Verbesserungen in der Pflege gegenüber den Kosten des Trainings und der Freistellung von MitarbeiterInnen überwiegt.

Hinsichtlich der Effizienz der DCM-Datenerhebung bei Menschen mit kognitiven Beeinträchtigungen ist der Hawthorne-Effekt – d. h. positiver Wandel bei Personen, die wissen, dass sie beobachtet werden – von Belang. Polit und Hungler behaupteten, auf dem Gebiet des Pflegens könne ein doppelter Hawthorne-Effekt vorliegen, da MitarbeiterInnen *und* Patienten durch die Anwesenheit der Beobachtungsperson ihr Verhalten ändern (1999, S. 185). Kitwood verteidigte diese Behauptung, indem er argumentierte, in der Pflege Tätige seien gewöhnlich zu beschäftigt, um irgendetwas außerhalb des Gewöhnlichen zu tun. In Bezug auf TeilnehmerInnen mit Demenz bedarf diese Position keiner Verteidigung, da die Natur der Demenz oft jede Auswirkung der Anwesenheit der Beobachtungsperson abblockt.

In Pflegeeinrichtungen für Menschen mit kognitiven Beeinträchtigungen kann ein Fremder jedoch tief greifende Auswirkungen auf die BewohnerInnen haben. Das Team der DCM-BeobachterInnen dieses Projekts fand die Behauptung bestätigt. Viele TeilnehmerInnen in einer der Gruppen hatten autistisches Verhalten gezeigt. Beim Beobachten in einem Bereich wurde deutlich, dass ein Teilnehmer bewusst darauf wartete, dass eine DCM-Beobachterin ihn beobachtete. Dies entwickelte sich zu einer Situation, in der der Teilnehmer aktiv nach der Beobachterin suchte. Es wurde deutlich, dass ihre Präsenz eine Wirkung auf sein Verhalten und damit auch auf die Werte des Abbildens hatte. Die Zuverlässigkeit der Daten ist in diesem Falle fragwürdig. Menschen mit Autismus oder autistischen Neigungen fürchten Veränderung und mögen sie nicht. Howlin stellte fest:

> Auch wenn viele Menschen mit Autismus mit zunehmendem Alter stärkere Abwechslung in ihrem Leben akzeptieren und sogar genießen, leisten sie unter Umständen Widerstand gegen Veränderungen in bestimmten Bereichen oder gewissen Aspekten ihres Umfelds; auch unvorhersehbare Veränderungen rufen oft beträchtliches Leid hervor. (1997, S. 101).

Bei genauerer Überlegung wurde in der Stichprobenwahl ein Beurteilungsfehler gemacht. Er beeinträchtigte zweifellos die Daten zu diesem speziellen Patienten, dessen Verhalten infolge der Präsenz der Beobachterin abwich.

Eine mögliche Lösung könnte bedeuten, dass die BeobachterInnen vor der Abbildung einige Zeit in den Pflegebereichen verbringen, so dass sich die BewohnerInnen mit ihnen vertraut machen können. Der Nachteil dieses Ansatzes ist eine Frage von Ressourcen. Allein schon das Abbilden bringt einen hohen Verbrauch an Steuermitteln mit sich, von zusätzlicher Zeit, sich mit den zu evaluierenden Umgebungen vertraut zu machen, ganz zu schweigen. Angesichts der Probleme bei der Gewinnung und beim Bewahren von MitarbeiterInnen, denen Pflegedienste zu Beginn des 21. Jahrhunderts gegenüberstehen, ist es höchst unwahrscheinlich, dass diese Lösung gangbar oder akzeptabel wäre.

Wie bereits festgestellt, ist die Effizienz des DCM beim Erheben der Daten zu Pflege-Settings für Menschen mit kognitiven Beeinträchtigungen teilweise erwiesen. Das Kodieren von Verhaltenskategorien (*Behavioural Category Coding*, BCC) hat sich als das effizienteste erwiesen, vor allem beim Aufzeigen der Verhaltensarten der Personen. Indessen ist anerkannt, dass noch Modifikationen notwendig sind, um die Kodes vollkommen auf dieses Umfeld zuzuschneiden.

In der WIB-Bewertung von Menschen mit kognitiven Beeinträchtigungen erweist sich DCM als bedeutend weniger effizient. Nicht nur im Bewertungssystem (z. B. in den Degenerationsregeln), sondern auch in der Ausrichtung der Werte auf eine bessere Eignung für dieses Setting bedarf es größerer Anpassungen. Zur Klärung dieses Punktes machten die Gesamtwerte in allen drei Bereichen deutlich, das positive WIB-Gruppenwerte nicht immer das widerspiegeln, was tatsächlich beobachtet wurde. Betrachten Sie noch einmal das Beispiel des Teilnehmers, der sechs Stunden lang ohne Interaktion auf einem Korridor hin und her lief. Insgesamt hat sich die DCM-Methode in Pflege-Settings für Menschen mit kognitiven Beeinträchtigungen jedoch als anwendbar erwiesen.

8.4 Schlussfolgerungen

Der Einsatz des DCM in Pflege-Settings für Menschen mit kognitiven Beeinträchtigungen birgt großes Potenzial, wie sich anhand der reichhaltigen, detaillierten Daten zeigte, die es in der in diesem Kapitel beschriebenen Studie erbrachte. Wegen der ersten Erfahrungen mit der Durchführung der Arbeit und auf Grund des freien Zugangs zu früher «verbotenen» Bereichen fühlen sich die Menschen bei der Anwesenheit der BeobachterInnen wohler.

DCM besitzt für diese Settings ein großes Potenzial, wenn die BCC- und WIB-Werte der Methode neu definiert werden. Die Verhaltenskategorien für Menschen mit kognitiven Beeinträchtigungen geeigneter zu machen und das WIB-Bewerten neu auszurichten, um die Erfahrungen der BeobachterInnen genau wiederzugeben, sind Vorschläge, die sicherlich umsetzbar sind. Das Erreichen dieser Ziele würde dem DCM auch ein enormes Potenzial für den Einsatz in Diensten für Menschen mit kognitiven Beeinträchtigungen und Demenz verleihen. Demographische Trends deuten darauf hin, dass Menschen mit kognitiven Beeinträchtigungen wie die übrige Bevölkerung länger leben und damit auch stärker der Gefahr ausgesetzt sind, eine Demenz zu entwickeln (Moss et al., 1998).

Das größte Potenzial für die Anwendung des DCM in anderen Settings liegt in der Tatsache, dass es erwiesenermaßen auch außerhalb des Bereichs, für den es konzipiert wurde, einsetzbar ist. Ein wichtiger Aspekt der Studie war die Erfahrung, eine teilnehmende Beobachterin bzw. ein teilnehmender Beobachter zu sein. Innerhalb eines strukturierten Bezugsrahmens Zeit zum Beobachten und zur Bewertung zu haben, zentriert den Geist der forschenden Person und befreit sie von allen anderen Verantwortlichkeiten außer der Beobachtung. Dies ermöglicht das Aufscheinen eines reichhaltigen und detaillierten Bildes, das im Tagesgeschäft des Betreuens gewöhnlich zu vermissen ist. Die Auswirkungen «bloßen» Beobachtens von Pflege sind enorm; mit der Zeit führt es die beobachtende Person zu der Frage, warum gewisse offensichtliche Dinge nicht schon früher hervorgehoben wurden. Es regt zu Fragen nach Wandel und Kultur an, und es wirft Fragen auf, wie sich Verbesserungen erreichen und – was noch wichtiger ist – auch bewahren lassen. Auch Fragen zur Unterstützung und Supervision werden angeschnitten.

Es ist zu hoffen, dass sich das zukünftige Potenzial für diese Arbeit entwickeln lässt. Das Ziel von Pflege- und Betreuungsdiensten ist, die Pflege von Patienten zu verbessern. Um dies erfolgreich zu tun, muss man sich auch um die MitarbeiterInnen kümmern und sie unterstützen. Um mit Kitwood zu sprechen:

> Die Art, in der eine Organisation ihre MitarbeiterInnen behandelt, wird sich in den DCM-Daten widerspiegeln. MitarbeiterInnen, die zu wenig geschätzt oder entmächtigt werden oder die an der Schwelle zum Burn-out arbeiten, werden sich tendenziell ausklinken, sobald die wesentlichen Aufgaben erfüllt sind, und maligne Sozialpsychologie kommt wahrscheinlich oft vor. Werden die MitarbeiterInnen in geeigneter Weise unterstützt und in die Lage versetzt, am Arbeitsplatz zu gedeihen, wird die allgemeine Sozialpsychologie des Pflegeumfeldes von viel höherer Qualität sein. (1997, S. 8)

Zeit, Einsatzbereitschaft und Ressourcen sind erforderlich, um einen Wandel zu bewirken. Mit Motivation und der Bereitschaft, von KollegInnen aus anderen Bereichen der Pflege zu lernen, lässt sich indessen alles erreichen.

Die Erfahrung, diese Studie zum Abschluss zu bringen, war erhellend. Der Nutzen wurde bereits anhand von Verbesserungen der Pflege in allen drei abgebildeten Bereichen demonstriert. Bei Beginn der Arbeit hoffte man, die Methode würde sich als erfolgreich erweisen. Vorsichtiger Optimismus wurde gedämpft durch die Realität, dass DCM in einem Pflege-Setting für kognitive Beeinträchtigungen nicht umsetzbar sein könnte. Überraschenderweise ergab DCM detaillierte und reichhaltige Beobachtungen, und die Methode übertrug sich auf ein anderes Pflege-Setting. Die Arbeit muss weitergehen, um dieses einzigartige Instrument zu etwas zu entwickeln, das Dienstleister für Menschen mit kognitiven Beeinträchtigungen nutzen und von dem sie in Zukunft lernen können.

Literatur

Bradford Dementia Group (1997): Evaluating Dementia Care: The DCM Method (7th ed.). University of Bradford, Bradford, England.

Flynn, R. J., Nitsch, K. E. (Eds.) (1980): Normalization, Social Integration, and Community Services. University Park Press, Baltimore.

Gostin, L. (1983): A Practical Guide to Mental Health Law. The Mental Health Act 1983 and Related Legislation. MIND, London.

Howlin, P. (1997): Autism. Preparing for Adulthood. Routledge, London.

Hoyes, L. (1990): Promoting an Ordinary Life: A Checklist for Assessing Residential Care for People with Learning Difficulties. University of Bristol, School for Advanced Urban Studies, Bristol, England.

Innes, A.; Capstick, A.; Surr, C. (2000): Mapping out the framework. *Journal of Dementia Care, 8* (2), 20–21.

Innes, A.; Surr, C. (2001): Measuring the well-being of people with dementia living in formal care settings: The use of Dementia Care Mapping. *Aging and Mental Health, 5* (3), 258–268.

Kitwood, T. (1997): Dementia Reconsidered: The Person Comes First. Open University Press, Buckingham, England. [dt.: Demenz. Der person-zentrierte Ansatz im Umgang mit verwirrten Menschen. Hans Huber, Bern; 3., erw. Auflage 2004.]

Leininger, M. (Ed.) (1985): Qualitative Research Methods in Nursing. W. B. Saunders Company, Philadelphia.

Moss, S.; Lambe, L.; Hogg, J. (1998): Aging Matters: Pathways for Older People with a Learning Disability. British Institute of Learning Disabilities, Wolverhampton, England.

Polit, D.; Hungler, B. (1999): Nursing Research: Principles and Methods (6th ed.). Lippincott Williams & Wilkins, Philadelphia. [Deutsche Ausgabe unter dem Titel «Pflegeforschung» in Vorbereitung; erscheint voraussichtlich 2004 im Verlag Hans Huber, Bern.]

Roberts, Z.; Obholzer, A. (Eds.) (1994): The Unconscious at Work: Individual and Organisational Stress in the Human Services. Routledge, London.

Robinson, D.; Reed, V. (Eds.) (1998): The A to Z of Social Research Jargon. Ashgate Publishing, Aldershot, England.

Stanley, B.; Roy, A. (1988): Evaluating the quality of life of people with mental handicaps: A social validation study. *Mental Handicap Research, 1* (2), 197–210.

Thomas, M.; Felce, D.; de Kock, U.; Saxby, H.; Repp, A. (1986): The activity of staff and profoundly mentally handicapped adults in residential settings of different sizes. *British Journal of Mental Subnormality, 32,* 82–92.

Wolfensberger, W.; Glenn, L. (1975): Program Analysis of Service Systems (PASS): A Method for the Quantitative Evaluation of Human Services (3rd ed.). National Institute on Mental Retardation.

Dawn Brooker
Zukünftige Herausforderungen für DCM

Die folgende Zukunftsvision ist gefärbt durch den Blickwinkel meiner langen Erfahrung mit dem Abbilden von Demenzpflege (*Dementia Care Mapping*, DCM) bis zum Zeitpunkt des Jahres 2002 und durch mein Wissen über zentrale Persönlichkeiten und Kräfte auf dem Gebiet der Demenzpflege. Ich stehe in der Schuld derer aus der DCM-Gemeinschaft, die ihre Ideen frei mit anderen teilen, und vieles von dem Material zu diesem Kapitel wird in den Transkripten der DCM-Denkfabrik (Brooker/Rogers, 2001) erläutert. Meine Zukunftsvision in diesem Kapitel beschränkt sich auf die kommenden drei bis fünf Jahre. Über diesen Zeitraum hinaus werden viele der heutigen Konzepte einer qualitativ hochwertigen Demenzpflege vielleicht grob und überholt erscheinen.

In meiner Ausbildung als klinische Psychologin nahm ich als Beobachterin an einem Planungstreffen für eine neue kommunale Einrichtung für Lernbehinderungen teil, das nach der Schließung einer großen Einrichtung abgehalten wurde. Als Teil des Plans für die Einrichtung sprach sich der Vorsitzende des Planungsteams dafür aus, eine Bombe in das Fundament einzubauen, die das Gebäude nach zehn Jahren zerstören und damit verhindern würde, dass Menschen mit Lernbehinderungen Dienstleistungen auszuhalten hätten, die zu diesem Zeitpunkt überholt wären. Dies waren weise Worte. Natürlich steht die Einrichtung nach 20 Jahren noch immer – aber nun ist es eine Pflegeeinrichtung für Menschen mit Demenz! Vielleicht sollten Evaluations- und Assessment-Instrumente ebenso wie Gebäude eine begrenzte Haltbarkeit haben. Beim DCM mag es einen Kern geben, der über die nächsten fünf bis zehn Jahre hinaus bestehen bleibt, das Instrument selbst muss sich jedoch ganz bedeutend weiterentwickeln, wenn es auch in Zukunft die Grenzen bester Praxis vorantreiben möchte.

9.1 Bewahren eines ethischen Bezugsrahmens

Seit 2001 bin ich die erste Strategische Leitung für DCM (weltweit, Anm. des Hrsg.), eine Stelle, die von der Bradford Dementia Group speziell dazu geschaffen wurde, um sich auf die Entwicklung des DCM zu konzentrieren. Wie dieses Buch zeigt, hat DCM einen Umfang und eine organisatorische Komplexität erreicht, die eine solche Rolle notwendig machen. Zu meiner Tätigkeit als Strategische Leitung gehört die Entwicklung der Methode selbst durch Forschung und Erfahrung, wodurch sichergestellt wird, dass das DCM-Training Menschen für einen zuverlässigen Einsatz des Instruments rüstet, und dass die AnwenderInnen der Methode angemessen unterstützt werden. Das Interesse an DCM besteht weltweit, und deshalb beinhaltet meine Aufgabe auch, die internationale Entwicklung im Blick zu behalten und den verschiedenen Ländern zu helfen, DCM-Training und -Evaluation auf eine sichere Weise einzurichten.

Sicherheit mag in Verbindung mit dem DCM als merkwürdiger Begriff erscheinen. Letztlich könnte es auch einfach nur als ein weiteres Evaluations- oder Auditierungsinstrument angesehen werden, das jedem frei zur Verfügung stehen sollte. Seit seiner Ausarbeitung und Einführung durch Kitwood und Bredin war DCM stets in einem ethischen Bezugsrahmen von person-zentrierter Pflege verwurzelt, der das Wohlbefinden der Menschen mit Demenz, ihrer Familien und der sie Betreuenden fördert. Die komplexen Strukturen um das Erlernen und die Anwendung der Methode herum sollen sicherstellen, dass DCM in diesem ethischen Bezugsrahmen angewandt wird (Innes et al., 2000). Im Kern ist DCM ein machtvolles Instrument, mit dem die zwischenmenschlichen Beziehungen zwischen Menschen mit Demenz und der sie Pflegenden untersucht werden. Dies ist ein empfindlicher Bereich menschlichen Strebens. Ungeschicktes Feed-back oder Fehlinterpretationen von Beobachtungen können bei den MitarbeiterInnen emotionalen Distress bewirken und damit wiederum zu erhöhtem Unwohlsein bei den PflegeempfängerInnen führen.

DCM ist eine komplexe Methode, deren Unterrichtung, Implementierung in Organisationen und Anwendung in der Forschung Geschick und Sorgfalt erfordert, wenn alle Beteiligten in person-zentrierter Weise behandelt werden sollen und der ethische Bezugsrahmen gewahrt bleiben soll. Diese Strukturen werden wahrscheinlich bestehen bleiben, sich jedoch mit der weiteren Verbreitung des Einsatzes von DCM weiterentwickeln. Seit 2002 hat die internationale DCM-Gemeinschaft in der Bradford Dementia Group ihren Mittelpunkt, wo Kitwood es entwickelte und wo wohl die größte Erfahrung in der Anwendung des DCM liegt. Bei weltweit zunehmender Erfahrung und Wissen wird die Herausforderung im Aufbau von Strukturen bestehen, die dafür sorgen können, dass DCM auch weiterhin in einem ethischen Bezugsrahmen angewandt werden kann. Die Kehrseite dieser Herausforderung besteht darin, sicherzustellen, dass DCM allen, die es einsetzen möchten, so zeitig wie möglich zur Verfügung steht. Die zum Schutz verletzlicher Personen etablierten Strukturen sollten nicht so bürokratisch sein, dass sie die Anwendung und Entwicklung des Instruments verhindern.

9.2 Fit für die Aufgabe

Seit 2002 wird DCM in verschiedenen Dienstleistungskontexten zu vielen Zwecken genutzt. Die Herausforderung besteht darin, sicherzustellen, dass die Methode für die Aufgabe, für die sie eingesetzt wird, gerüstet ist, und sie möglicherweise anzupassen, um ihre Eignung für diese verschiedenen Zielsetzungen sicherzustellen. Der häufigste Einsatz des DCM besteht im Verbessern der Standards person-zentrierter Pflege durch einen wiederholten Zyklus entwicklungsbezogener Evaluationen (Brooker et al., 1998; Lintern et al., 2000 b). Zu diesem Zweck wurde es extensiv in einem breiten Spektrum formeller Pflege-Settings ([teil-] stationäre Pflege, Anm. des Hrsg.) angewandt. DCM wurde auch als Fokus für Interventionen zur Schulung von MitarbeiterInnen eingesetzt. AusbilderInnen in Organisationen können DCM als Mittel zur Planung individuell zugeschnittenen Pflegetrainings und als Ausgangswert nutzen, anhand dessen die Effektivität von Trainingsinterventionen gemessen wird. Von vielen KlinikerInnen aus verschiedenen Fachgebieten sowie von Fachkräften wurde DCM auch als Teil eines Assessments eingesetzt, vor allem, wenn eine Person mit Demenz Distress vermittelt. DCM-Beobachtungen können Licht auf dem Augenschein nach unlösbare Situationen werfen, und können auf diese Weise zur Pflegeplanung beitragen. Des Weiteren wurde DCM von einigen Inspektionsteams zum Assessment der allgemeinen Pflegequalität eines Dienstleisters eingesetzt (S. Heiser, pers. Mitt., Nov. 2001).

Auch wenn sich der Einsatz des DCM meist auf die Praxisentwicklung und seine Anwendung in Pflege-Settings konzentriert hat, wird es in den meisten Publikationen, die DCM zitieren, als Ergebnismessgröße verwandt. EvaluationsforscherInnen haben festgestellt, dass DCM eine attraktive Messgröße ist. Angesichts der Tatsache, dass diese Gruppe von Natur aus veröffentlicht, haben ihre Mitglieder die meisten Zeitschriftenartikel über DCM beigetragen. DCM wurde als allgemeine Ergebnismessgröße der Pflegepraxis eingesetzt (Ballard/Fossey et al., 2001; Ballard/O'Brien, 2001; Innes/Surr, 2001). Außerdem wurde es angewandt, um die Effekte von therapeutischen Interventionen (Brooker, 2001; Brooker/Duce, 2000) oder Veränderungen der Pflegepraxis, vor allem im Bereich des Verlegens von Patienten (Kitwood et al., 1995) und der Schulung von MitarbeiterInnen (Lintern et al., 2000 a) zu evaluieren. DCM wurde nicht konzipiert, um primär als Forschungsmessgröße zu dienen. Da es jedoch – vor allem in den 1990er-Jahren – keine anderen gangbaren Messgrößen für Wohlbefinden gab, wurde DCM als Ergebnismessgröße eingesetzt und zeigte einige interessante Resultate. Seither wurden spezifischere Forschungsmessgrößen entwickelt. Seit 2002 wird eine Reihe von Forschungsarbeiten durchgeführt, um festzustellen, ob DCM im Vergleich zu diesen anderen Messgrößen auch weiterhin ein valides Forschungsinstrument darstellt. Auch wird in viel rigoroserer Weise als früher geforscht, um die Reliabilität des DCM zu beurteilen.

In Zukunft wird DCM möglicherweise zu einem Set von Methoden werden, die zu verschiedenen Zwecken angewandt werden können. Die Familie der DCM-Messgrößen könnte bestehen aus:

1. einer verbesserten Version, die reichhaltige Daten für entwicklungsbezogene Evaluationen und zu Zwecken der Pflegeplanung liefert

2. einer Forschungsergebnis-Messgröße, die Messgrößen der Lebens- und der Pflegequalität voneinander trennt

3. einer Kurzversion, die zu Zwecken der Inspektion und des Benchmarkings eingesetzt werden kann.

Die Herausforderung wird darin liegen, ob DCM eine kohärente Struktur bewahren können und dennoch für diese Zwecke gerüstet sein wird.

9.3 Definieren der Ausgangsbedingungen für eine Verbesserung der Praxis mit DCM

Jedes Instrument ist nur so gut wie die Fertigkeiten der Person, die es einsetzt. DCM ist ein machtvolles Instrument, das schlecht eingesetzt werden kann; in manchen Fällen schädigt es die Selbstachtung von MitarbeiterInnen. Dies wiederum hat eine negative Auswirkung auf die Menschen mit Demenz, die von diesen MitarbeiterInnen gepflegt werden. Wird DCM als Teil einer umfassenden Qualitätsstrategie mit dem Schwerpunkt der Praxisentwicklung eingesetzt, kann das Instrument Folgendes erreichen (Brooker/Rogers, 2001):

- Es senkt das Niveau des Unwohlseins und erhöht das Niveau des Wohlbefindens.

- Es liefert sowohl quantitative als auch qualitative Daten über ein erhöhtes Wohlbefinden.

- Es reduziert oder beseitigt auf MitarbeiterInnen zurückgehende Beispiele maligner Sozialpsychologie.

- Es refokussiert die Pflege auf die am meisten abhängigen BewohnerInnen in einem Setting der Demenzpflege (als Ergebnis fortschreitender Zyklen der Qualitätsverbesserung, die auf die Pflegepläne für Personen mit schlechtem Wohlbefinden zielen).

- Es sorgt über Fachdisziplinen, MitarbeiterInnen in der Pflege und Management-Teams hinweg für eine gemeinsame Sprache und einen gemeinsamen Fokus.

- Bei den unmittelbar mit der Pflege Befassten sowie bei den für das Management und die Auftragsvergabe in der Pflege Verantwortlichen gilt es als valide Messgröße.

- Es verbessert die Pflegepraxis von MitarbeiterInnen, die in DCM ausgebildet sind.

- Es steigert die Arbeitszufriedenheit, die wiederum den Personaldurchsatz verringert.

DCM muss in einen insgesamt positiven Management-Rahmen eingebettet sein, bei dem der Schwerpunkt auf Praxisentwicklung liegt (Cox, 2001). DCM existiert nicht in einem Vakuum. Diejenigen, die Erfahrung im Einsatz von DCM haben (z. B. Bolton et al., 2000), führen eine reflexive Praxis, eine gemeinsame Wertebasis, Supervision, Training in person-zentrierter Pflege und Personalentwicklung als Vorbedingungen für DCM an. Zu Beginn des 21. Jahrhunderts besteht die Herausforderung für Forschende und Praktizierende darin, die minimalen und notwendigen Ausgangsbedingungen herauszuarbeiten, um ein positives Ergebnis zu erzielen.

Ein Thema, das ebenfalls Aufmerksamkeit erregt hat, sind die Merkmale von Menschen in Pflegeorganisationen, die DCM vorangebracht haben. DCM-LeiterInnen in erfolgreichen DCM-Projekten haben anscheinend genügend Autorität, um Ressourcen zuzuweisen, oder werden dementsprechend unterstützt. Außerdem können sie das Implementieren des DCM organisieren, Probleme beseitigen und dafür sorgen, dass Feed-back genutzt wird. Sie sind in der Lage, auf allen Ebenen der Organisation zu kommunizieren, verfügen gewöhnlich über beträchtliches Wissen über Demenzpflege und -therapie, sind gut organisiert und vermögen Berichte rasch und genau zu erstellen.

Die Interaktion des DCM-Prozesses mit Individuen und Organisationsstrukturen ist komplex und erfordert einige Entflechtungen. Die Herausforderung wird sein, die komplexen Schritte zu entflechten, ohne dabei der Länge nach hin zu fallen.

9.4 Die 8. Auflage des DCM-Manuals

Die gegenwärtige Ausgabe des DCM-Schulungshandbuchs wurde 1997 anlässlich einer Veranstaltung unter dem Motto «DCM: The Next Five Years» (DCM – Die nächsten fünf Jahre) der Öffentlichkeit vorgestellt. Kitwood von der Bradford Dementia Group leitete die Veranstaltung und dachte anscheinend, diese 7. Auflage (Bradford Dementia Group, 1997) würde bis 2002 vorhalten. Ganz gewiss besteht 2002 Übereinstimmung hinsichtlich der Veränderung einiger Punkte. Es laufen zahlreiche Forschungsprogramme, die der Bradford Dementia Group helfen werden, die 8. Auflage auf empirische Daten zu gründen. Je nach den Ergebnissen dieser Projekte sowie je nach der Felderprobung und Entwicklungszeit ist 2004 ein realistischer Zeitpunkt für das Erscheinen der 8. Auflage des DCM-Manuals.

AnwenderInnen des DCM kritisieren hauptsächlich zwei Punkte, und zwar die Dauer der Durchführung und die Komplexität. Forschungsarbeiten werden zeigen, wie einfachere Messgrößen mit DCM korrelieren, und sie werden den zusätzlichen Wert der Durchführung einer vollständigen DCM-Evaluation zeigen (Brooker, 1999). Anhand empirischer Daten lässt sich auch die für ein valides Abbilden notwendige Zeit bestimmen, und es kann festgestellt werden, ob in allen Kontexten Dauerbeobachtung erforderlich ist. Die Herausforderung besteht darin, Messgrößen zu vereinfachen, ohne sie oberflächlich oder für ihre Zwecke ungeeignet zu machen. In manchen Situationen können einfachere Messgrößen genauso effektiv sein. Außerdem ließen sich ein paar Kodierungsanomalien in der laufenden Auflage vereinfachen, auch wenn einige Kodes eine Erweiterung erfordern könnten.

Mit der Komplexität verbunden ist die Frage der Reliabilität. In Forschungsstudien erscheint ein Konkordanz-Reliabilitätskoeffizient von 0,8 für die Interrater-Reliabilität und über die Zeit hinweg erreichbar. Dieses Niveau schwankt jedoch in gewöhnlichen Evaluationsabbildungen stärker. Angesichts der Komplexität der Methode kommt es zwischen verschiedenen AusbilderInnen und verschiedenen Projekten wahrscheinlich zu Abweichungen. Die Herausforderung liegt im Schaffen von Mechanismen, die die Reliabilität von Routineabbildungen erhöhen. Die Gleichheit der

Trainingserfahrungen und ein standardisiertes, detailliertes Manual sind seit 2002 die beiden Hauptwege, auf denen dies erreicht wird. In Zukunft ist es unter Umständen möglich, alle paar Monate Video-Szenarien über das Internet zu versenden, die von allen DCM-BeobachterInnen richtig (oder gegen einen Goldstandard) kodiert werden müssen, damit diese ihre Zulassung behalten. Standardisiertes Internet-Training in der grundlegenden DCM-Methode ist ein weiteres Mittel, durch das die Reliabilität der Trainingserfahrung sichergestellt werden könnte.

Standardisierte Datenerhebung und -analyse sowie das Verfassen von Berichten per Computer sind längst überfällig. Viele DCM-BeobachterInnen haben ihre eigenen Programme zur Datenanalyse entwickelt. Die Möglichkeit der Integration von Standard-Software in den Grundkurs wird untersucht, und dies wird sicher Teil der 8. Auflage sein.

Eine weitere Herausforderung ist die Entwicklung eines Instruments, das als Zusatz zum DCM in privaten Bereichen des Pflege-Settings oder bei Menschen zu Hause eingesetzt werden kann. Das Erstellen von Well-or-Ill-Being-Profilen (Bruce, 2000) ist ein nützlicher Zusatz zu diesem Unterfangen. Gegenwärtig laufen Forschungsarbeiten bei Menschen zu Hause, bei denen ein DCM-Beobachter die Kodes auswendig lernt und sie im Anschluss an seine Intervention als Grundlage für Notizen nimmt (Carr/Coleman, 2001).

Die DCM-Evaluation sollte auch Anmerkungen von Menschen mit Demenz enthalten, die in der Lage sind, zu sagen, wie es ihnen mit dem Pflegeprozess geht. Im frühen 21. Jahrhundert ist die Stimme des Menschen mit Demenz wichtig und muss, wann immer möglich, unmittelbar gehört werden. DCM war ein früher Versuch, die Perspektive der Person mit Demenz in einen pluralistischen, evaluativen Bezugs-rahmen zu setzen. Es gibt eindeutige Beispiele, in denen Selbstbekundungen von Menschen mit Demenz und DCM als ergänzende Komponenten einer pluralisti-schen Evaluation genutzt wurden (Barnett, 2000). DCM ist keine Alternative zu Selbstbekundungen oder Selbstaussagen, vielmehr bietet es einen komplementären Blickwinkel. Direktes Feed-back über Dienstleister zu geben, von denen man hin-sichtlich der Gesundheit und des Wohlbefindens vollkommen abhängig ist, hat oft zur Folge, dass manche Menschen angeben, schon mit einer sehr schlechten Service-Qualität zufrieden zu sein (Brooker, 1997). Die Beziehung zwischen diesen beiden Blickwinkeln wird in der 8. Auflage des DCM-Manuals zweifellos stärker hervor-gehoben.

Es muss ein Kodierungsrahmen für positive Arbeit an der Person entwickelt wer-den, der sich über die Beschreibungen in *Dementia Reconsidered: The Person Comes First* (Kitwood, 1997) verbreitet. Der gegenwärtige positive Ereignisbericht im DCM-Manual hat weder den gleichen Status noch eine eindeutige Verbindung zur Theorie, wie das Kodieren personaler Detraktionen. Viele Praktizierende experimentieren mit Formen einer Integration positiver Arbeit an der Person in das gegenwärtige DCM-Instrument, und solche Konzepte werden jetzt in der DCM-Grundausbildung unter-richtet. Die Herausforderung ist, diese Ideen vollständig in die 8. Auflage zu integrie-ren, ohne das Instrument noch unhandlicher und komplexer zu machen.

9.5 Schlussfolgerungen

Bei der Veranstaltung der Denkfabrik im Jahre 2001 kamen zum ersten Mal seit der Veröffentlichung der 7. Auflage des Manuals eine bedeutende Anzahl von DCM-VerfechterInnen zusammen. In ihrer Abschlussrede hob die Leiterin der Bradford Dementia Group, Murna Downs, die Notwendigkeit hervor, dass sich die DCM-Gemeinschaft häufiger trifft, und dass sich um spezifische Interessen herum Netzwerke entwickeln. DCM scheint bei denen, die sich mit person-zentrierter Pflege befassen, etwas Universelles zu berühren – über Disziplinen, berufliche Hintergründe, Sprachbarrieren und Kulturen hinweg. Von Natur aus sind in der Praxis Tätige, die sich für Demenzpflege begeistern, auch begeisterte Kommunikatoren und möchten ihre Erfahrungen mit anderen teilen. Tendenziell handelt es sich jedoch um sehr beschäftigte Menschen, und es ist eine zukünftige Herausforderung für die Bradford Dementia Group, DCM-BeobachterInnen mit leicht zugänglichen Ressourcen zu versorgen, um einen bestmöglichen Einsatz des Instruments sicherzustellen. Eine Redensart auf dem Gebiet der Qualitätssicherung lautet etwa so: Mach es den Menschen leicht, es gleich beim ersten Mal richtig hinzubekommen. Die Herausforderung liegt darin, diese Energie in einem Netzwerk zur Verbesserung der Qualität der Pflege von Menschen mit Demenz überall nutzbar zu machen und für Unterstützung und Ressourcen zu sorgen, die es sowohl praktisch als auch emotional so leicht wie möglich machen, eine DCM-Beobachterin bzw. ein DCM-Beobachter zu sein.

Literatur

Ballard, C.; Fossey, J.; Chithramohan, R.; Howard, R.; Burns, A.; Thompson, P.; Tadros, G.; Fairbairn, A. (2001): Quality of care in private sector and NHS facilities for people with dementia: cross-sectional survey. *British Medical Journal, 323,* 426–427.

Ballard, C.; O'Brien, J.; Jamies, I.; Mynt, P.; Lana, M.; Potkins, D.; Reichelt, K.; Lee, L.; Swann, A.; Fossey, J. (2001): Quality of life for people with dementia living in residential and nursing home care: The impact of performance on activities of daily living, behavioral and psychological symptoms, language skills, and psychotropic drugs. *International Psychogeriatrics, 13* (1), 93–106.

Barnett, E. (2000): Including the Person with Dementia in Designing and Delivering care: ‹I need to be me!› Jessica Kingsley Publishers, London.

Bolton, J.; Gee, I.; Jackson, L.; Mather, D.; Potter, L.; Roberts, S.; Robson, P.; Scurfield, M.; Stewart, D.; Vandor, C. (2000): Stepping back to move forward with DCM. *Journal of Dementia Care, 8* (4), 26–28.

Bradford Dementia Group (1997): Evaluating Dementia Care: The DCM Method (7th ed.). University of Bradford, Bradford, England.

Brooker, D. (1997): Issues in user feedback on health services for elderly people. *British Journal of Nursing, 6,* 159–162.

Brooker, D. (1999): DCM and engagement combined to audit care quality. *The Journal of Dementia Care, 7* (3), 33–36.

Brooker, D. (2001): Enriching lives: evaluation of the ExtraCare Activity Challenge. *Journal of Dementia Care, 9* (3), 33–37.

Brooker, D.; Duce, L. (2000): Wellbeing and activity in dementia: a comparison of group reminiscence therapy, structured goal-directed group activity and unstructured time. *Aging and Mental Health, 4* (4), 354–358.

Brooker, D.; Foster, N.; Banner, A.; Payne, M.; Jackson, L. (1998): The efficacy of Dementia Care Mapping as an audit tool: Report of a 3-year British NHS evaluation. *Aging and Mental Health, 2* (1), 60–70.

Brooker, D.; Rogers, L. (Eds.) (2001): DCM Think Tank Transcripts 2001. University of Bradford, Bradford, England.

Bruce, E. (2000): Looking after well-being: A tool for evaluation. *Journal of Dementia Care, 8* (6), 25–27.

Carr, A.; Coleman, P. (2001, August): Methodological problems in studying the day to day lives of people with dementia. *Proceedings of the British Society of Gerontology Annual Conference.*

Cox, S. (2001): Developing quality in services. In: C. Cantley (Ed.), *A Handbook of Dementia Care* (pp. 258–277). Open University Press, Buckingham, England.

Innes, A.; Capstick, A.; Surr, C. (2000): Mapping out the framework. *Journal of Dementia Care, 8* (2), 20–21.

Innes, A.; Surr, C. (2001): Measuring the well-being of people with dementia living in formal care settings: The use of Dementia Care Mapping. *Aging and Mental Health, 5* (3), 258–268.

Kitwood, T. (1997): Dementia Reconsidered: The Person Comes First. Open University Press, Buckingham, England. [dt.: Demenz. Der person-zentrierte Ansatz im Umgang mit verwirrten Menschen. Hans Huber, Bern; 3., erw. Auflage 2004.]

Kitwood, T.; Buckland, S.; Petre, T. (1995). Brighter Futures: A Report on Research into Provision for Persons with Dementia in Residential Homes, Nursing Homes and Sheltered Housing. Anchor Housing Association, Kidlington, England.

Lintern, T.; Woods, R.; Phair, L. (2000a): Before and after training: A case study of intervention. *Journal of Dementia Care, 8* (1), 15–17.

Lintern, T.; Woods, R.; Phair, L. (2000b): Training is not enough to change care practice. *Journal of Dementia Care, 8* (2), 15–17.

10

Anthea Innes
Zum Abschluss

Das Abbilden von Demenzpflege (*Dementia Care Mapping*, DCM) ist an einer entscheidenden Straßenkreuzung angekommen. Wie im gesamten Buch angemerkt, ist DCM ein Instrument, das in Großbritannien erst seit kurzem als Messgröße für das Wohlbefinden von Menschen mit Demenz akzeptiert ist (Audit Commission, 2000). Wie so oft, wenn ein Instrument auf breiter Basis an Popularität gewinnt, beginnen andere, seinen Wert zu hinterfragen. In zeitgenössischen Diskussionen (Bolton et al., 2000; Brooker, 2000; Dewing, 2000) werden die Schwächen des DCM dargelegt, wie etwa die psychometrische Basis der Kodierungsrahmen und die partielle Sicht der Pflege, die DCM liefert. Die AutorInnen dieses Buches tragen zur Debatte bei, indem sie viele interessante Anmerkungen zur Methode, zu ihren Stärken, ihren Einschränkungen und – ganz entscheidend – darüber machen, wie sich diese Einschränkungen in dem kulturellen Kontext, in dem die Methode operiert, angehen lassen. Die Bradford Dementia Group hat Pläne für eine neue Version des DCM-Manuals (Kap. 9). Mit der 8. Auflage des Manuals besteht dann Gelegenheit, die im Buch – vor allem in Kapitel 1 und 4 – aufgeworfenen problematischen Aspekte der Methode anzusprechen.

Eine dieser Schwächen ist die «Mechanik» der Methode. Die Kodierungsrahmen, auf die beim DCM zurückgegriffen wird, beruhen auf einer subjektiven (wenn auch durch empirisches Studium) gestalteten Entscheidung, was problematisch ist, wenn man sich dem Thema von einer quasi-positivistischen Weltsicht, d. h. von einem Forschungs- und Evaluationsstandpunkt her nähert, der die Welt als wissenschaftliches Labor betrachtet, wo Ursache und Wirkung bestimmt werden können. Natürlich lässt sich ein Pflege-Setting nicht in einer Weise kontrollieren, wie dies bei einem wissenschaftlichen Experiment möglich ist. Dennoch liegt der Wert von DCM-Kodierungsrahmen vielleicht darin, dass sie in der Philosophie person-zentrierter Pflege gründen, mit dem Ziel zu evaluieren, in welchem Ausmaß person-zentrierte Pflege für Menschen, die Pflege erhalten, auch Wirklichkeit ist.

Jeder Kodierungsrahmen lässt sich hinterfragen, da ein jeder zunächst auf subjektiven Sichtweisen beruht und dann als objektive Messgröße verpackt wird. Dies mag eine Schwäche des DCM sein, das für sich in Anspruch nimmt, quantitative und qualitative Analyse in sich zu vereinen, obwohl Versuche unternommen werden könnten, innerhalb eines Paradigmas, bei dem es um objektive, reliable und valide Messungen bzw. Einschätzungen (Kap. 2) geht, auch reliable und valide Kodierungsahmen zu schaffen. In der 7. Auflage des DCM-Manuals (Bradford Dementia Group, 1997) wird eine deskriptive quantitative Analyse umrissen, die die AnwenderInnen der Methode leicht berechnen können. Verwirrung hinsichtlich des Wertes solcher Basisanalysen entsteht, wenn versucht wird, komplexe statistische Tests, wie etwa parametrische Tests, auf Daten anzuwenden, die sich für einen solchen Ansatz nicht eignen (z. B. eine methodologische Position in einer interpretativ-phänomenologischen Denkschule [Goffman, 1967; Layder, 1994] oder die im DCM-Manual umrissene ethnologische Haltung). Vielleicht wäre es fruchtbarer, die durch DCM erzeugten qualitativen Daten weiter zu untersuchen. Das Verknüpfen dieser qualitativen Daten mit der sozialen Welt kann für DCM ein positiver Schritt nach vorn sein. Es kann Gelegenheiten zur Untersuchung struktureller Fragen schaffen, die die Durchführung einer qualitätvollen person-zentrierten Pflege (Kap. 7) gefährden.

Bewegt man sich über Erörterungen zu den Abläufen oder zur Operationalisierung der Kodierungsrahmen hinaus, gibt es jedoch immer noch kritische Punkte. Wie in Kapitel 1 aufgezeigt, wird die theoretische Grundlage des DCM oft übersehen. Dies wiederum kann zu mangelndem Interesse an der Entwicklung der Methode und stattdessen zu starkem Interesse an der eher technischen, instrumentbezogenen Seite führen. Letzteres ist ganz klar von Bedeutung. Aber: Kann sich die Methode wirklich entfalten und entwickeln, wenn theoretische Grundlagen nicht hinterfragt, erneut untersucht und weiterentwickelt werden, um dem stetig wachsenden Interesse an Demenz und Demenzpflege, dem Setzen von Standards einer qualitativen Pflege und der Integration der Stimmen von Menschen mit Demenz in die Diskussionen über Pflege und verschiedene Perspektiven der Demenz – ob biomedizinisch, psychologisch oder sozial – Rechnung zu tragen?

Im gesamten Buch wird gewürdigt, dass einer der stärksten Beiträge des DCM im Verbreiten person-zentrierter Pflege besteht, dass sich Wandel und Entwicklung von Pflegepraktiken jedoch vielleicht besser durch andere Mittel, wie etwa Praxis- (Kap. 4 und 5) und Personalentwicklung (Kap. 6), erreichen lassen. Es ist interessant, dass der person-zentrierte Pflegeansatz Gegenstand von Kontroversen und Diskussionen ist (Packer, 2000), wobei in der praktischen Pflege Tätige in Frage stellen, ob eine person-zentrierte Pflege jemals Wirklichkeit werden kann (Packer, 2000; Poole, 2000). Diese Diskussionen lassen das notwendige Verständnis der Schnitt- stelle zwischen Pflegepraxis und kulturellem Wandel vermissen. Grundlegend für diesen scheinbaren Mangel an Einblick in diesen Prozess ist die Abspaltung der Pflege von historischen, sozialen, politischen und ökonomischen Systemen. Ein zentraler Schwachpunkt der anfänglichen Klagen über DCM ist die offensichtlich falsche Vorstellung, DCM an und für sich könne ein Weg sein, um kulturellen Wandel und person-zentrierte Pflege zu erreichen. Wie die AutorInnen dieses Buches festgestellt haben (Kap. 3, 4, 6, 7, 8), bedürfen andere Punkte der Betrachtung: die Kultur des Pflege-Settings, der soziale Kontext sowie individuelle und organisationsbedingte kulturelle Faktoren. DCM ist eine Methode, ein Mittel zur Auswertung von Pflege zu einem bestimmten Zeitpunkt an einem bestimmten Ort. Natürlich kann es kein Mittel für einen Wandel sein, wie manche in naiver, wenn auch optimistischer Weise glauben mögen. Der Wert des

DCM besteht daher in seiner Fähigkeit zur Evaluation von Pflege, indem die subjektiven Erfahrungen des Lebens in einem Pflege-Setting in den Blick genommen werden. Es ist kein Instrument, das aus sich heraus einen Wandel bewirken kann. Wer die Methode anwendet, mag feststellen, dass der Prozess des Durchführens von Beobachtungen, des Analysierens von Daten und des Vermittelns von beidem an die MitarbeiterInnen Bereiche hervorhebt, die der Aufmerksamkeit bedürfen; die Methode selbst ist jedoch nicht dazu ausgelegt, solche Punkte anzugehen. Es ist von ganz entscheidender Bedeutung, dass Menschen, die den Einsatz von DCM erwägen – und zwar sowohl Pflegende als auch Forschende – begreifen, dass das Evaluieren von Pflege aus der Sicht des DCM weder die Pflege selbst verändern noch die harten Daten des positivistischen Forschungsparadigmas produzieren wird. DCM ist ein Beobachtungsverfahren, das einen Bezugsrahmen zur Beobachtung von Pflegepraktiken und sich daran anschließendem Zuordnen eines numerischen Wertes (z. B. eines numerisch definierten qualitativen Kodes) für das Beobachtete liefert. Die Daten schärfen vielleicht das Bewusstsein der Pflegenden, jedoch führt das Schärfen des Bewusstseins einer Person nicht notwendigerweise auch zu einer Änderung ihres Verhaltens. Der Wert des DCM liegt demnach seit 2002 in:

1. seiner Fähigkeit, das Bewusstsein von MitarbeiterInnen für ihre kollektiven Pflegepraktiken zu schärfen, wenn der DCM-Beobachter sich an den Prozess hält, auch wenn dies nicht notwendigerweise zu einer Veränderung führt (Kap. 6)

2. dem Beobachtungsschema, das Forschende und in der Praxis Tätige in die Lage versetzt, Pflege in einem halbstrukturierten Bezugsrahmen zu beobachten

3. der Möglichkeit der Verknüpfung beobachteter Praktiken mit der Philosophie person-zentrierter Pflege.

DCM-Daten können einen Bezugsrahmen zur Dokumentation der Pflegeerfahrung einer Gruppe von BewohnerInnen und vieler Individuen über einen Zeitraum hinweg liefern. Die Daten können dazu dienen, Pflegepläne für Menschen mit Demenz zu entwickeln (Kap. 5) und Fragen der Personalentwicklung herauszuarbeiten (Kap. 6). Abhängig von der Fähigkeit des Anwenders zur Beeinflussung der Praxis und von der Bereitschaft der Organisation zur Unterstützung der erforderlichen Veränderungen kann DCM demnach zu gewissen Ergebnissen führen. Das unentwickelte Potenzial von DCM liegt primär in der Möglichkeit zur Verknüpfung beobachtbarer Praktiken auf der Mikroebene nicht nur mit der Theorie der person-zentrierten Pflege, sondern auch mit breiter gefassten Einflüssen auf Pflegepraktiken sowie mit der Implementierung der Theorie in Systeme, die der person-zentrierten Pflege zunächst nicht förderlich sind.

Durch Anwenden der Methode zu Zwecken, für die sie nicht gedacht war, wurden zwei zentrale ungelöste Probleme geschaffen:

1. Wird DCM als Forschungsinstrument innerhalb des traditionellen, gemeinhin als *Positivismus* bekannten Forschungsparadigmas eingesetzt, wie lässt sich dann ein reliables und valides Instrument schaffen (Kap. 2)?

2. DCM widersetzt sich ethisch der Betrachtung privater Anteile des Pflege-Settings (z. B. Badezimmer). Können AnwenderInnen, die das gesamte Pflege-Setting beobachten möchten, DCM nutzen, ohne diese ethischen Prinzipien zu verletzen?

Obwohl manche behaupten mögen, eine Gesamtübersicht zu erreichen, lohnt es zu bedenken, dass kein Pflege-Setting sich jemals in seiner Ganzheit betrachten lässt: Die Ansichten der beobachtenden Person, die verwendeten Instrumente und die Datenanalyse bewirken eine Teilansicht des untersuchten Settings.

Zweifellos gibt es noch einige andere Probleme, die sich anführen und erörtern ließen, jedoch müssen wir zur eigentlichen Frage zurückkehren: Was behauptet DCM zu tun? Was hofft die Anwenderin bzw. der Anwender – forschend oder pflegend – zu erreichen? Ist DCM das geeignete Instrument, um beim Erreichen dieses Ziels zu helfen? Es ließe sich argumentieren, dass der Einsatz des DCM in einem kulturellen Kontext, der dazu ausgelegt ist, Verhaltensweisen «zu managen», einen Missbrauch darstellt, da die Philosophie, auf der DCM beruht, eher danach trachtet, Verhalten zu verstehen als es zu managen. Und dennoch zeigt sich, dass die Methode auch in Kulturen erfolgreich angewandt und angenommen wurde, bei denen es zunächst schien, als widersprächen sie dem Ethos des DCM.

Die AutorInnen dieses Buches sind der Ansicht, dass der Wert des DCM in seinem Beitrag zu einer Veränderung der Kultur von Demenzpflege liegt, und dies nicht nur in Großbritannien, wo es entstand, sondern überall auf der Welt, wo innovative Individuen und Organisationen (Kap. 4 und 7) Kitwoods (1997) Philosophie angenommen und sich zur Aufgabe gemacht haben, zu evaluieren, in welchem Ausmaß Pflege zu bestimmten Zeitpunkten person-zentriert ist. DCM kann zu bestimmten Ergebnissen führen (Kap. 3, 5 und 6). Dies hängt jedoch ab vom Anwender und von der Einrichtung oder von der Handlung von Individuen und der Gesamtgruppe (in der gesamten Organisation). Dass es dem Einzelnen diese Möglichkeit bietet, ist vielleicht seine größte Attraktion – und sein Untergang, wenn diejenigen, welche die Methode anwenden und preisen, diesen Punkt nicht ganz deutlich machen.

Selbst bei Betrachtung solcher Fragen wird die Politik so lange zu wünschen übrig lassen, bis alle an der Demenzpflege Beteiligten (in der Praxis Tätige, Forschende und politische EntscheidungsträgerInnen) aktiv nach den Stimmen derer, die täglich Pflege geben, und derer, die sie täglich erhalten, suchen und auf sie hören. Die Politik wird beruhen auf falschen Vorstellungen über den Zustand von Abhängigkeit, der erzwungen wird, indem ältere Menschen mit Demenz in Einrichtungen verbracht und damit von der Gesellschaft ausgeschlossen werden. Es bedarf einer radikaleren Reform der pflegerischen Versorgung, bei der die Lokalisation von Pflege-Settings, die soziale, ökonomische und politische Position der Pflegenden und die Position der PflegeempfängerInnen angesprochen werden.

Politische EntscheidungsträgerInnen müssen auch breiter gefassten sozialen, ökonomischen und politischen Faktoren Rechnung tragen (Innes, 2000). Man muss sich dringend um den niedrigen sozialen und ökonomischen Status von MitarbeiterInnen, die ältere Menschen pflegen, kümmern, wenn die Pflege von Menschen mit Demenz besser werden soll. Die Geschichte der Unterbewertung pflegerischer Arbeit (gleich bedeutend mit «Frauenarbeit»), älterer Menschen und von Menschen mit Demenz muss vollständig erforscht werden, wenn politische EntscheidungsträgerInnen die Pflege von Menschen mit Demenz und die Bedingungen für bezahlte Betreuungspersonen beeinflussen und verbessern wollen. DCM ist ein Instrument, um sich weiter auf einen Wandel zuzubewegen.

Literatur

Audit Commission (2000): Forget Me Not: Mental Health Services for Older People. Author, London.

Bolton, J.; Gee, I.; Jackson, L.; Mather, D.; Potter, L.; Roberts, S.; Robson, P.; Scurfield, M.; Stewart, D.; Vandor, C. (2000): Stepping back to move forward with DCM. *Journal of Dementia Care, 8* (4), 26–28.

Bradford Dementia Group (1997): Evaluating Dementia Care: The DCM Method (7th ed.). University of Bradford, Bradford, England.

Brooker, D. J. R. (2000): Dementia Care Mapping: How is it being used in 2000? In: A. Dickinson, H. Bartlett, S. Wade (Eds.), *Old Age in a New Age: Proceedings of the British Society of Gerontology 29th Annual Conference* (pp. 15-19). Oxford Brookes University Press, Oxford, England.

Dewing, J. (2000, September): DCM, Methodological Issues and Practice Development. Paper presented at Old Age in a New Age: British Society of Gerontology 29th Annual Conference, Oxford, England. [dt.: Demenz. Der person-zentrierte Ansatz im Umgang mit verwirrten Menschen. Hans Huber, Bern; 3., erw. Auflage 2004.]

Goffman, E. (1967): Interaction Ritual. Anchor Books, London.

Innes, A. (2002): The social and political context of formal dementia care provision. *Ageing and Society, 22* (4).

Kitwood, T. (1997): Dementia Reconsidered: The Person Comes First. Open University Press, Buckingham, England. [dt.: Demenz. Der person-zentrierte Ansatz im Umgang mit verwirrten Menschen. Hans Huber, Bern; 3., erw. Auflage 2004.]

Layder, D. R. (1994): Understanding Social Theory. Sage Publications, Thousand Oaks, CA.

Packer, T. (2000): Does person-centred care exist? *Journal of Dementia Care, 8* (3), 19–21.

Poole, J. (2000): Person-centred care: Across the bridge from ideal to reality. *Journal of Dementia Care, 8* (4), 8–9.

11 Anhang

11.1 Über die Herausgeberin der englischen Ausgabe

Anthea Innes, M. Sc., Ph. D., begann sich eingehender mit der Lehre, Entwicklung und Anwendung des Abbildens der Pflege von Menschen mit Demenz (*Dementia Care Mapping*, DCM) zu beschäftigen, als sie von 1997 bis 2001 in der Bradford Dementia Group tätig war. Ihr Interesse an kulturellen Anwendungen erwachte während ihrer Mitarbeit am Aufbau einer strategischen DCM-Partnerschaft mit dem Heather Hill Hospital in Chardon, Ohio.

Dr. Innes, DCM Evaluatorin und DCM Trainerin, arbeitet am Centre for Social Research on Dementia an der Universität von Stirling in Schottland. Ihre Tätigkeit umfasst die Entwicklung sozialgerontologischer Forschung mit besonderem Schwerpunkt auf Demenz. Ihr primäres Forschungsinteresse liegt auf der Demenz sowie auf der Pflege und Betreuung Betroffener. Auf diesem weitgefassten Gebiet konzentriert sich ihre Arbeit auf die Erfahrungen von Menschen mit Demenz sowie auf informelle Betreuungspersonen(Angehörige und Freiwillige, Anm. d. Hrsg.) und auf in der Pflege tätige Honorarkräfte. Ihr besonderes Interesse gilt Gruppen, die hinsichtlich der Demenz und der Demenzpflege marginalisiert sind. Bislang konzentrierte sich diese Betrachtung auf ethnische Minderheiten, unqualifiziertes Pflegepersonal und Demenz in ländlichen Regionen. Dr. Innes ist auch an der Entwicklung und dem Einsatz von Methoden zur Erhebung der Ansichten von Menschen mit Demenz sowie an prozessualen Fragen zur Durchführung von Forschungsarbeiten interessiert.

Dr. Innes verfasste das Werk *Training and Development for Dementia Care Workers* (Training und Entwicklung für Beschäftigte in der Demenzpflege) (Jessica Kingsley Publishers, 1999). Zusammen mit Karen Hatfield ist sie Herausgeberin von *Healing Arts Therapies and Person-Centred Dementia Care* (Heilende Kunsttherapien und person-zentrierte Demenzpflege) (Jessica Kingsley Publishers, 2001). Ferner ist sie Autorin oder Koautorin von Beiträgen in Zeitschriften wie *Ageing and Mental Health* (Altern und geistige Gesundheit) und *Education and Ageing* (Ausbildung und Altern).

11.2 Autorenverzeichnis

Dawn Brooker, Ph. D., C. Psychol. (Clin.)
Strategic Lead Dementia Care Mapping
Approved Dementia Care Mapping Evaluator and Trainer
Bradford Dementia Group
School of Health Studies, University of Bradford
Unity Building, 25 Trinity Road
Bradford BD5 0BB
England

Andrea Capstick, B. A. (Hons.)
Approved DCM Evaluator and Trainer
Lecturer in Dementia Studies
Bradford Dementia Group
School of Health Studies, University of Bradford
Unity Building, 25 Trinity Road
Bradford BD5 0BB
England

Lisa Heller, S. R. N. (State Registered Nurse)
Approved DCM Evaluator and Trainer
DCM-Service
Sheffield Community National Health Service Trust
Services for Older People and Rehabilitation
The Longley Centre, Norwood Grange Drive
Sheffield S5 7JT
England

Carolyn Lechner, M. S. S. A., L. S. W.
Approved DCM Evaluator and Trainer
Heather Hill Hospital
12340 Bass Lake Road
Chardon, OH 44024
USA

Tracey Lintern, Ph. D.
Dementia Services Development Centre Wales
Neuadd Ardudwy
University of Wales-Bangor
Normal Site, Holyhead Road
Bangor LL57 2PX
Wales

Christian Müller-Hergl, Dipl.-Theol., B. Phil., Altenpfleger, Supervisor
Approved DCM Evaluator and Trainer
Meinwerk-Institut
Giersmauer 35
33098 Paderborn
Deutschland

Michelle Persaud, R. N. M. H. (Registered Nurse Mental Handicap), M. A.
Approved DCM Evaluator
Nurse Consultant (Dual Diagnosis)
Derbyshire Mental Health Services Trust
Aston Hall Hospital
Aston-on-Trent, Derbyshire DE72 2AL
England

Maria Scurfield-Walton, B. S., Dip. Nursing, R. M. N.
Approved DCM Evaluator and Trainer
Practice Development Nurse
South of Tyne and Wearside National Health Service Trust
Cherry Knowle Hospital
Ryhope, Sunderland
Tyne and Wear SR2 0NB
England

Bob Woods, M. A., M. Sc., C. Psychol., F. B. Ps. S.
Professor
Co-Director
Dementia Services Development Centre Wales
Neuadd Ardudwy
University of Wales-Bangor
Normal Site, Holyhead Road
Bangor LL57 2PX
Wales

11.3 Kontakte für Ausbildungsprogramme

Für weiter gehende Informationen über die DCM-Ausbildung und DCM-Auswertungen wenden Sie sich bitte an folgende Personen:

Allgemeine Anfragen und Großbritannien
Dawn Brooker
Strategic Lead DCM
Approved DCM Evaluator and Trainer
Bradford Dementia Group
School of Health Studies, University of Bradford
Unity Building, 25 Trinity Road
Bradford BD5 0BB
England
Tel.: (0044) (0)1274 23 39 96
Fax: (0044) (0)1274 23 63 95
E-Mail: d.j.brooker@bradford.ac.uk

Australien
Virginia Moore
Churchill Fellow
Approved DCM Evaluator and Trainer
Manager Specialist Services
Brightwater Care Group
Post Office Box 762
Osbourne Park, WA 6016
Australien
Tel.: (0061) (08) 9444 2311
Fax: (0061) (08) 9444 2355
E-Mail: virginia@brightwater.asn.au

Dänemark
Eva Bonde Nielsen
Approved DCM Evaluator and Trainer
Director
Danish National Institute for Elderly Education (DANIEE)
Degnemose Alle 83
2700 Bronshoj
Dänemark
Tel.: (0045) 3860 6091
E-Mail: ebn@daniae.dk

Deutschland
Christian Müller-Hergl, Christine Riesner
Meinwerk-Institut
Giersmauer 35
33098 Paderborn
Deutschland
Tel.: (0049) (0)5251 2908-30
Fax: (0049) (0)5251 2908-68
E-Mail: www.dcm-deutschland.de

USA
Roseann Kasayka
Approved DCM Evaluator and Trainer
Heather Hill Hospital
12340 Bass Lake Road
Chardon, OH 44024
USA
Tel.: (001) (440) 279-2409
Fax: (001) (440) 285-7743
E-Mail: rkasayka@heatherhill.org

Sachwortverzeichnis

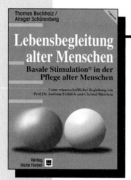

Thomas Buchholz / Ansgar Schürenberg

Lebensbegleitung alter Menschen

Basale Stimulation® in der Pflege alter Menschen

Unter wissenschaftlicher Begleitung von Prof. Dr. Andreas Fröhlich und Christel Bienstein.
2003. 288 S., 111 Abb., 8 Tab., Gb € 34.95 / CHF 59.00
(ISBN 3-456-83296-6)

Ein fundiertes und faszinierendes Handbuch über Grundlagen und Fertigkeiten der Basalen Stimulation, das zeigt, wie Pflegende und Bewohner mit der Basalen Stimulation einander begegnen und ein Stück gemeinsamen Weges gehen können.

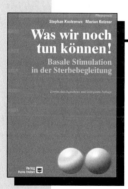

Stephan Kostrzewa / Marion Kutzner

Was wir noch tun können!

Basale Stimulation in der Sterbebegleitung

Mit einem Geleitwort von Prof. Dr. Andreas Fröhlich.
2., durchges. u. korr. Aufl. 2004. 155 S., Kt
€ 24.95 / CHF 43.90
(ISBN 3-456-84071-3)

Basale Stimulation als nonverbale Kommunikation mit Sterbenden – eine faszinierende Übertragung und Anwendung in der Sterbebegleitung.

 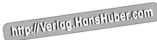

Verlag Hans Huber
Bern Göttingen Toronto Seattle

Tom Kitwood

Demenz

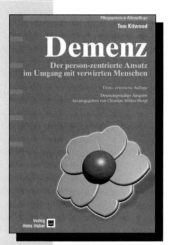

**Der person-zentrierte Ansatz im Umgang
mit verwirrten Menschen**

Aus dem Englischen von
Michael Herrmann.
Deutschsprachige Ausgabe herausgegeben
von Christian Müller-Hergl.

3., erw. Aufl. 2004. 223 S., 17 Abb., 6 Tab.,
Kt € 26.95 / CHF 46.90
(ISBN 3-456-84038-1)

Demenz und Altersverwirrtheit gehören zu den häufigsten
Erkrankungen im Alter. Bücher über Demenz gibt es wie Sand
am Meer, aber das Buch von Kitwood wurde wegen seines
radikal anderen, person-orientierten Ansatzes in Großbritannien und nun auch im deutschsprachigen Raum begeistert
aufgenommen. Gleichrangig wird dort Kitwoods Ansatz
neben der Realitätsorientierung und Validation als wesentli-
cher Behandlungsansatz zum Umgang mit Dementen genannt.

Verlag Hans Huber
Bern Göttingen Toronto Seattle

http://Verlag.HansHuber.com

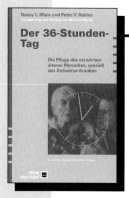

Nancy L. Mace / Peter V. Rabins

Der 36-Stunden-Tag

Die Pflege des verwirrten älteren Menschen, speziell des Alzheimer-Kranken

Übersetzung und Anhang von Michael Martin.
5., vollst. überarb., erw. u. akt. Aufl. mit Adressteil
2001. 375 S., Kt € 26.95 / CHF 44.80
(ISBN 3-456-83486-1)

Dieser inzwischen weit verbreitete Alzheimer-Ratgeber wurde speziell für Angehörige und Pflegende geschrieben. Ihr Tag ist mehr als ausgefüllt mit der Betreuung und Überwachung der Kranken. Die fünfte deutsche Auflage wurde an die neueste amerikanische Ausgabe angepasst, und der Anhang für deutsche Leser wurde erneut aktualisiert.

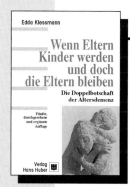

Edda Klessmann

Wenn Eltern Kinder werden und doch die Eltern bleiben

Die Doppelbotschaft der Altersdemenz

5., durchg. u. erg. Aufl. 2001. 212 S., Kt
€ 17.95 / CHF 31.30 (ISBN 3-456-83551-5)

Dieses Buch dokumentiert die intensive Begleitung eines Alzheimer-Schicksals. Es ist nicht nur menschlich bewegend, sondern zugleich wie Alexa Franke in «Psychologie heute» geschrieben hat, «inhaltlich reich, informativ - von Form und Methodik her gänzlich neu».

Verlag Hans Huber
Bern Göttingen Toronto Seattle

http://Verlag.HansHuber.com